まちがいさがしは 脳を瞬間的・総合的に強化できる極めて

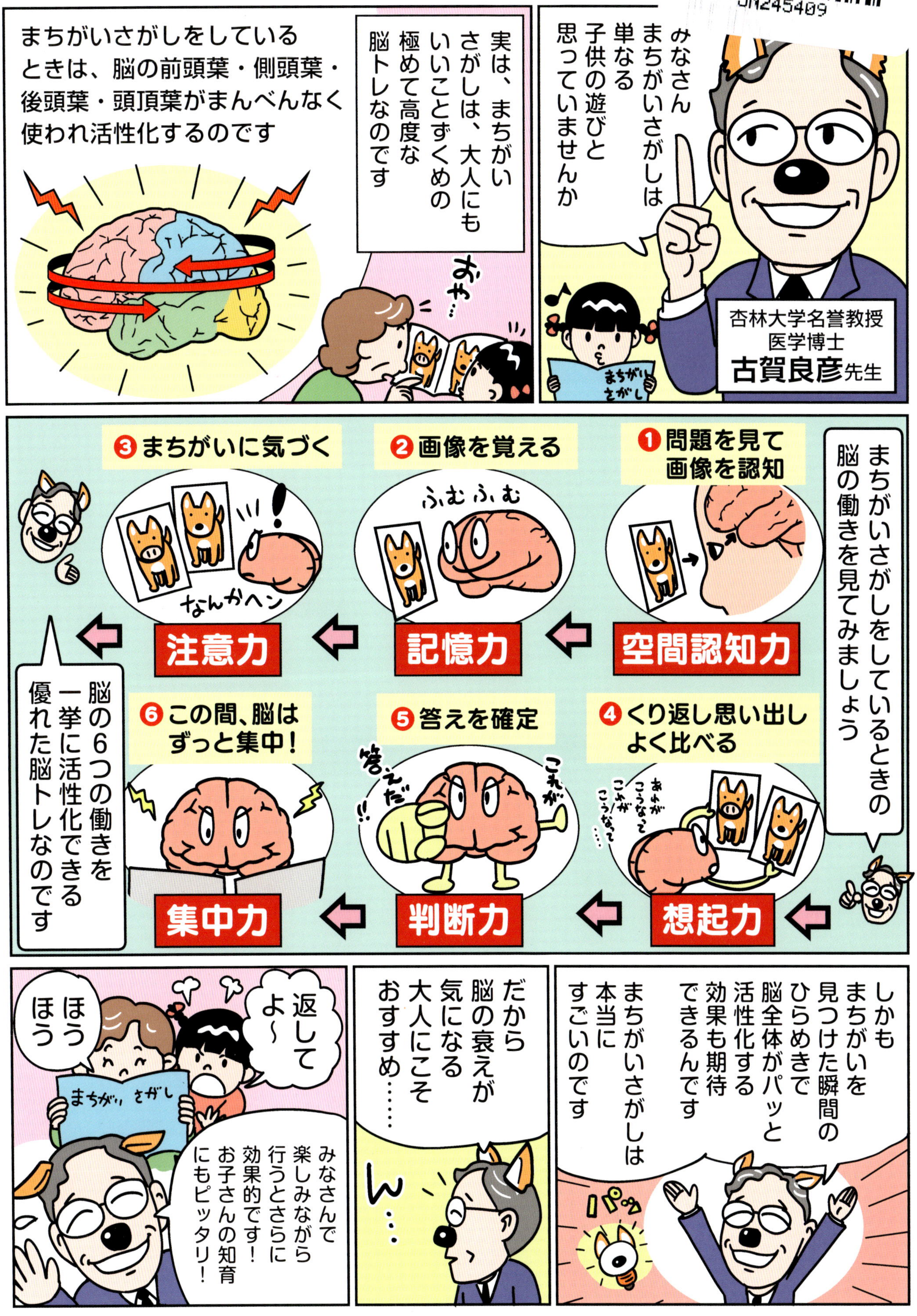

みなさん まちがいさがしは 単なる 子供の遊びと 思っていませんか
杏林大学名誉教授 医学博士 古賀良彦先生
まちがいさがし
実は、まちがいさがしは、大人にもいいことずくめの極めて高度な脳トレなのです
おや…
まちがいさがしをしているときは、脳の前頭葉・側頭葉・後頭葉・頭頂葉がまんべんなく使われ活性化するのです
まちがいさがしをしているときの脳の働きを見てみましょう
❶問題を見て画像を認知
空間認知力
❷画像を覚える
ふむふむ
記憶力
❸まちがいに気づく
なんかヘン
注意力
❹くり返し思い出しよく比べる
ああがこうなって こうがこうなって….
想起力
❺答えを確定
これが
答えだ!!
判断力
❻この間、脳はずっと集中!
集中力
脳の6つの働きを一挙に活性化できる優れた脳トレなのです
しかも まちがいを 見つけた瞬間の ひらめきで 脳全体がパッと 活性化する 効果も期待 できるんです
まちがいさがしは 本当に すごいのです
パッ
だから 脳の衰えが 気になる 大人にこそ おすすめ……
ん…
返してよ~
ほう ほう
まちがいさがし
みなさんで楽しみながら行うとさらに効果的です! お子さんの知育にもピッタリ!

「まちがいさがし」は単なる子供の遊びではなく、衰えやすい6大脳力が一挙に強まるすごい脳トレ

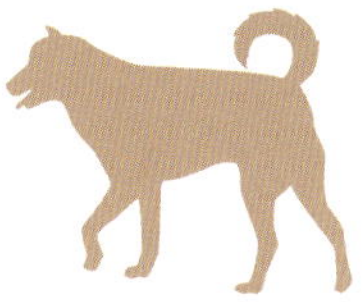

本当はすごい「まちがいさがし」

誰もが一度は楽しんだ経験がある「まちがいさがし」。**大人も子供もつい夢中**になってしまう不思議な魅力があることは、よくご存じでしょう。

実は、このまちがいさがし、**単なる「子供の遊び」ではない**ことが、脳科学的に明らかにされつつあります。何を隠そう、**脳のさまざまな部位の働きを瞬間的・総合的に強化できる、極めて高度な脳トレ**であることがわかってきたのです。

普段の生活で**テレビばかりみて**いたり、**ずっとぼんやり**していたりすると、脳はどんどん衰えてしまいます。記憶力が衰えて**物忘れ**が増えたり、集中力が低下して**飽きっぽく**なったり、注意力や判断力が弱まって**うっかりミス**が生じたり、感情をコントロールできなくなって**怒りっぽく**なったり、**やる気が減退**したりしてしまうのです。

そうした脳の衰えを防ぐ毎日の習慣としてぜひ取り入れてほしいのが、まちがいさがしです。脳は大きく4つの領域（前頭葉・頭頂葉・側頭葉・後頭葉）に分けられますが、まちがいさがしを行うと、その**すべての領域が一斉に活性化する**と考えられるからです。

まちがいさがしで出題される写真の視覚情報はまず脳の**後頭葉**で詳細に分析され、さらに**頭頂葉**で位置関係や形などが明確に分析されます。次に、その情報は**側頭葉**に記憶されます。その記憶を頼りに、脳のほかの部位と連携しながら、注意を集中させてまちがいを見つけ出すのが、思考・判断をつかさどる脳の司令塔「**前頭葉**」の働きです。

あまり意識することはないと思いますが、まちがいさがしは、**脳の4大領域を効率よく働かせることができる稀有《けう》な脳トレ**でもあるのです。

まちがいさがしをするときの脳の各部位の働き

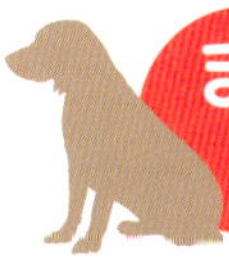

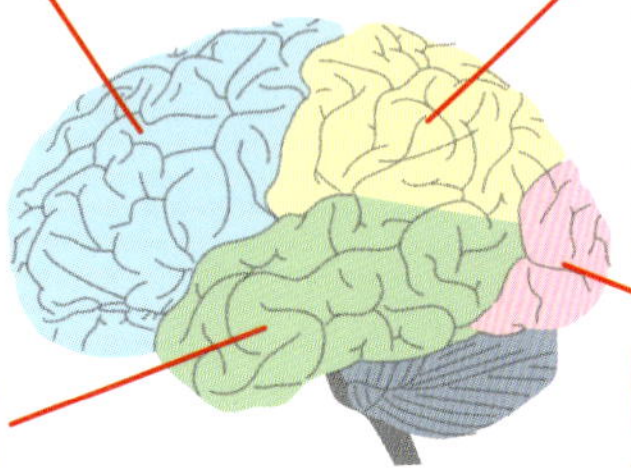

前頭葉
注意を集中させまちがいを見つける
頭頂葉
位置関係や形など視覚的空間処理
側頭葉
視覚情報を記憶
後頭葉
視覚からの情報処理

記憶力など6つの脳力を瞬間強化する高度な脳トレ

まちがいさがしが脳に及ぼす効果について、さらにくわしく見ていきましょう。

まず、まちがいさがしは脳トレのジャンルの中で、「**記憶系**」に分類されます。問題を解くには記憶力が必要になると同時に、まちがいさがしを解くことによって記憶力が強化されるのです。

実際に、2つ並んだ絵や写真からまちがい（相違点）を見つけるには、以下のような脳の作業が必要になってきます。

第一に、2つの絵や写真の細部や全体を視覚情報としてとらえ、一時的に覚える必要が出てきます。ここには「**空間認知**」と「**記憶**」の働きがかかわってきます。

第二に、直前の記憶を思い起こして、記憶にある視覚情報と今見ている絵や写真との間に相違点がないかに関心を向けていくことになります。ここで「**想起**」と「**注意**」の働きが必要になります。

第三に、相違点が本当に相違点であると気づくには、確認作業と**「判断」**力が必要になります。

そして、こうした一連の脳の働きを幾度となくくり返すためには、相応の**「集中」**力を要します。

つまり、まちがいさがしを解く過程では、**①記憶力（覚える力）**だけでなく、**②空間認知力（物の位置や形状、大きさを認知する力）、③注意力（気づく力）、④想起力（思い出す力）、⑤判断力（答を確定する力）、⑥集中力（意欲を持続する力）**という**「６大脳力」**が総動員されるのです。

脳はある意味で筋肉と似ています。何歳になっても、使えば使うほど強化されます。つまり、まちがいさがしは、年とともに衰えやすい「６大脳力」を一挙に強化できる、極めて高度な脳トレだったのです。私が冒頭で「単なる子供の遊びではない」といった理由は、ここにあるわけです。

まちがいを見つけた瞬間脳全体がパッと活性化

それだけではありません。まちがいさがしが優れているのは、「あ、ここが違う！」と気づいた瞬間に、一種の喜びに似た感覚を伴う**「ひらめき」**が生まれることです。このひらめきがまた、脳にとって最良の刺激になるのです。

新しいアイデアを思いついた瞬間、悩み事が解決した瞬間、何かをついに成し遂げた瞬間など、私たちがひらめきをひとたび感じると気分が高揚し、その瞬間に脳は一斉に活性化するのです。みなさんもこうした経験をしたことがあるでしょう。暗い気持ちがパッと晴れるような、暗闇の中、電球の明かりがパッと光るような、そんな感覚です。

まちがいさがしは、こうした**ひらめきに似た感覚を日常で手軽に体験できる優れた脳トレ**でもあるのです。

本書のまちがいさがしには、１問につき５つのまちがいが隠れています。つまり、ひらめきに似た感覚を体験できるチャンスが、１問につき５回も用意されているのです。

いぬのかわいい表情やしぐさにときめきを感じて癒される脳活

まちがいさがしの脳活効果

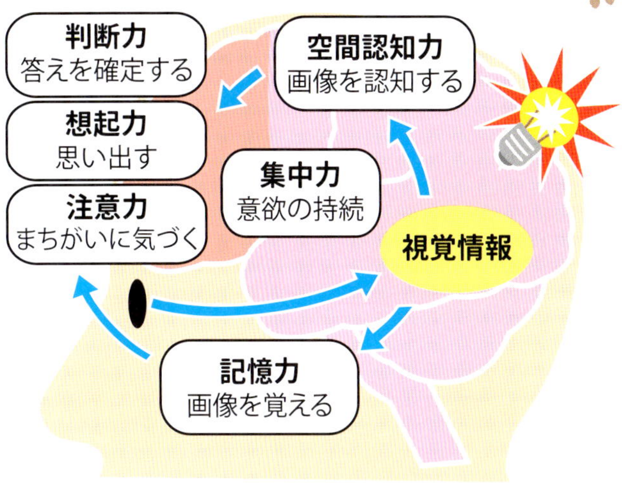

判断力
答えを確定する
空間認知力
画像を認知する
想起力
思い出す
集中力
意欲の持続
注意力
まちがいに気づく
視覚情報
記憶力
画像を覚える

おまけに、本書のまちがいさがしの題材は、みなさんも（私も）大好きな**「いぬの写真」**。表情豊かないぬたちの愛くるしい瞬間が集められています。

暗いニュースが多い昨今、**かわいさを極めたいぬたちの表情やしぐさ**を見るだけで、**思わず顔がほころび、心が癒され、暗い気持ちがフッと軽くなる**のではないでしょうか。

事実、認知症の患者さんたちに動物と触れ合ってもらったり、動物の写真を見てもらったりすると、表情がパッと明るくなり、**失われていた記憶を取り戻したり、不可解な言動が減ったりする**ことを、日々の診療でよく経験します。

ある研究※によれば、「いぬを飼っている人は長生きをする傾向がある」との報告もあります。まさに、いぬは人類の友なのです。

まちがいさがしをするときは、いぬをなでたときの毛並みの感触、感情を表すしっぽの動き、キャンキャン、クンクン、ワンワンなど、どんな鳴き声を発しているのかなど、写真では得られない情報にも想像を巡らせてみてください。フキダシのセリフをつぶやいても楽しいですね。**脳全体のさらなる活性化につながる**はずです。

さらに、まちがいさがしをするときは、一人でじっくり解くのもいいですが、家族や仲間とワイワイ競い合いながら取り組むのもおすすめです。「いぬってこんな行動をするよね」「ここがかわいいよね」と、**いぬの話に花を咲かせながら取り組**

※スウェーデンのウプサラ大学のトーベ・ファル准教授らの研究。340万人のデータを12年間にわたって調査した。
Circulation：Cardiovascular Quaity Outcome 12:e005342.

むと、自然と円滑なコミュニケーションが生まれ、脳にとってさらにいい効果が期待できます。

最近、「脳への刺激が足りない」「ついボンヤリする」「ボーッとテレビばかりみている」……そんな人こそ、まちがいさがしの新習慣を始めてみましょう。めんどうなことは何一つありません。何しろ「ワンミニット、１分見るだけ！」でいいのですから。それだけで、記憶力をはじめとする脳の力を瞬時に強化することにつながるのです。

まだ半信半疑の方は、問題に取り組んでみてください。一とおりクリアするころには、１分以内にまちがいを探すときの「ドキドキ」と「ワクワク」、そしていぬのかわいさに思わずキュンとしてしまう「ときめき」で、夢中になっているはずです。

ときめきを感じて癒されながら没頭して脳を活性化できるいぬのまちがいさがしは、まさに最強の脳トレの一つといっていいでしょう。

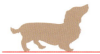

まちがいさがしの6大効果

空間認知力を強化

物の位置や形状、大きさを正確に把握する脳力が高まるので、物をなくしたり、道に迷ったり、何かにぶつかったり、転倒したり、車の運転ミスをしたりという状況を避けやすくなる。

記憶力を強化

特に短期記憶の力が磨かれ、物忘れをしたり、物をなくしたり、同じ話を何度もしたり、仕事や料理などの作業でモタついたりすることを防ぎやすくなる。

想起力を強化

直前の記憶を何度も思い出す必要があるので想起力が磨かれ、人や物の名前が出てこなくなったり、アレソレなどの言葉が増えたり、会話中に言葉につまったりするのを防ぎやすくなる。

注意力を強化

些細な違いや違和感に気づきやすくなるため、忘れ物や見落としが少なくなり、うっかりミスが防げて、めんどうな家事や仕事もまちがいなくこなせるようになる。

判断力を強化

とっさの判断ができるようになるため、道を歩いているときに車や人をうまく避けられたり、スーパーなどで商品を選ぶときに的確な選択が素早くできたりする。

集中力を強化

頭がさえている時間が長くなり、テレビのニュースや新聞の内容をよく理解できて、人との会話でも聞き逃しが少なくなる。根気が続くようになり趣味や仕事が充実してくる。

●本書のまちがいさがしのやり方●

人事採用犬

正

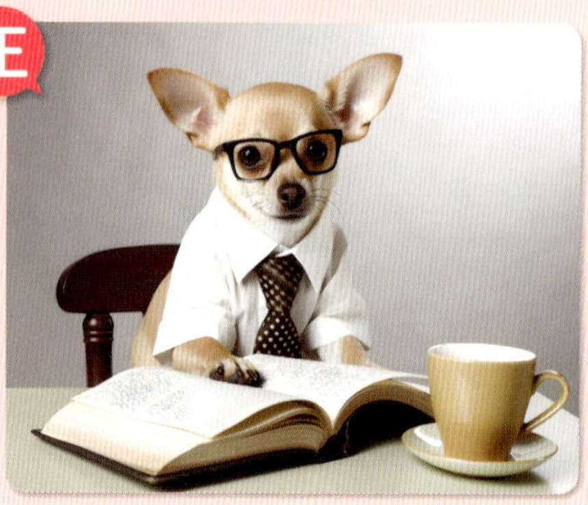

誤

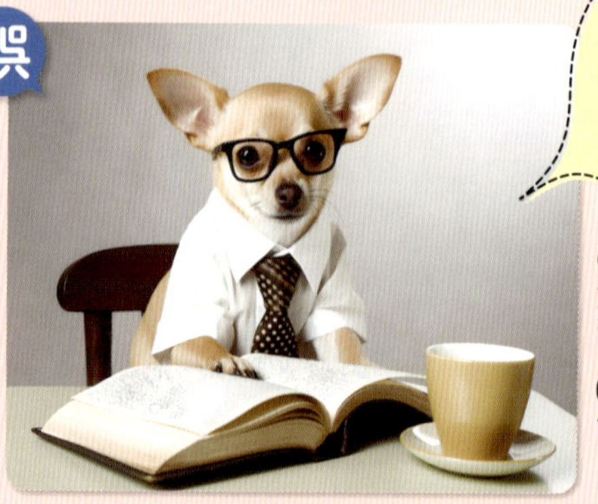

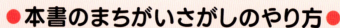

うん、
キミの意見を
もっと聞かせて
くれたまえ

➡解答は64ページ

「正」と「誤」を見比べて、まず、１分間にまちがい（相違点）を何個見つけられるか数えてください。１問につきまちがいは5つ隠れています。全部見つけられなかったときは、次に、5つのまちがいをすべて見つけるまでの時間を計測してください。楽しみながら解くのが、脳活効果を高めるコツです。

1 わくわく犬

ママが戸棚に手をかけたぞ。
おやつの時間だ

1分で見つけた数	個
全部見つけるまでの時間	分　秒

正

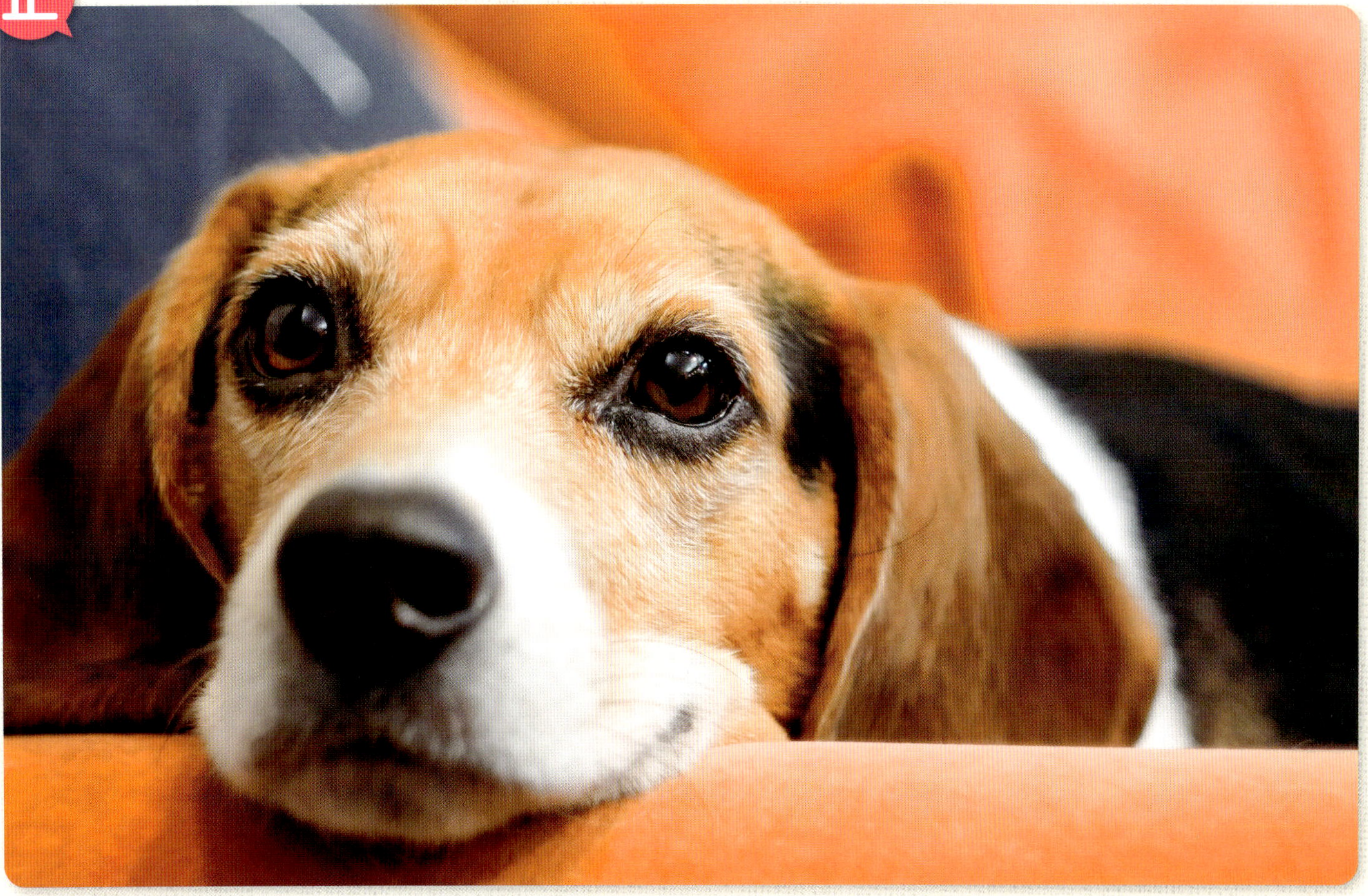

誤　まちがいは５つ。１分で探してわん。

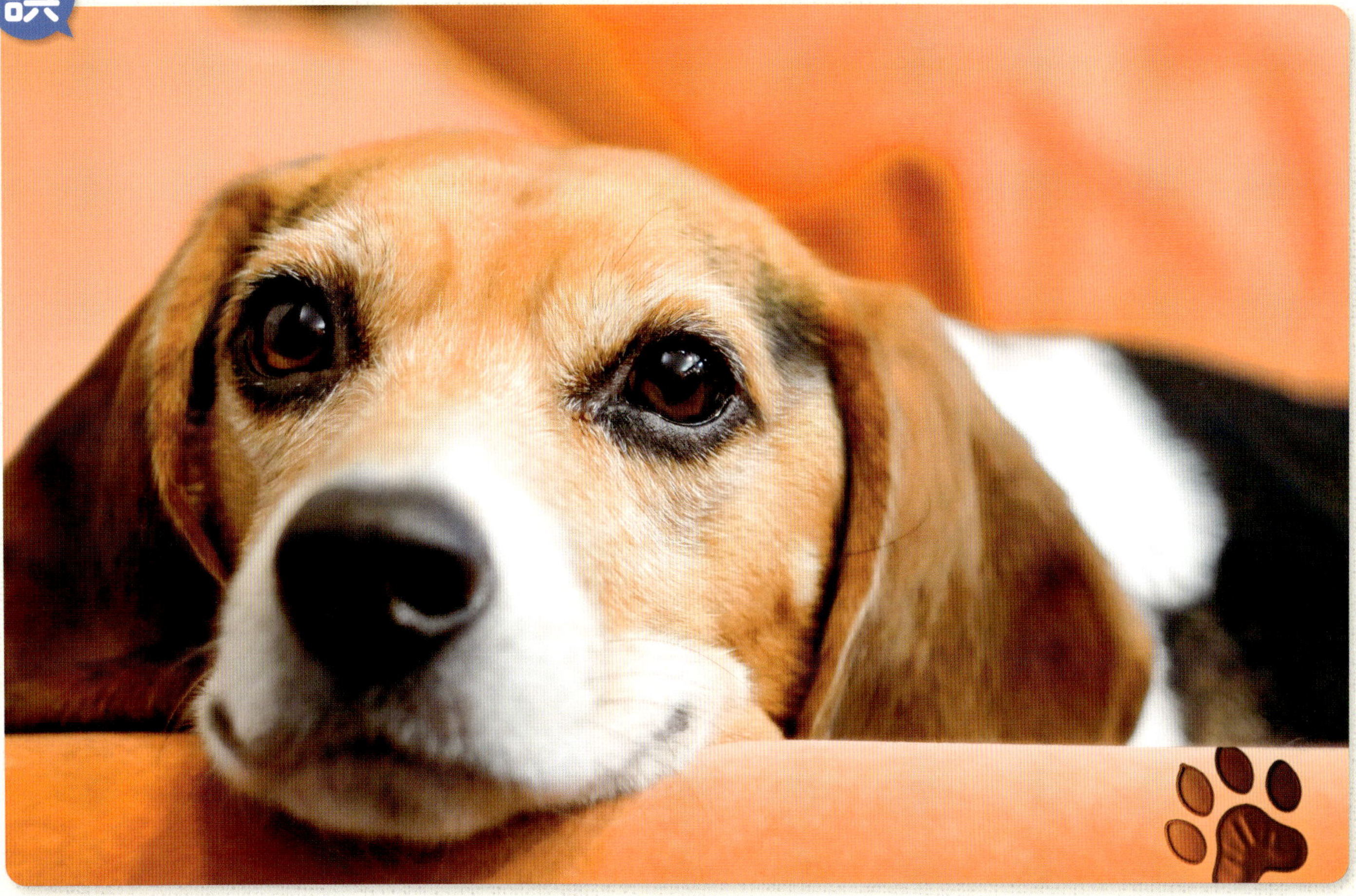

➡解答は64ページ

2 ソフト拒否犬

またボクに
変な服着せようと
してるでしょ

1分で見つけた数	個
全部見つけるまでの時間	分　秒

正

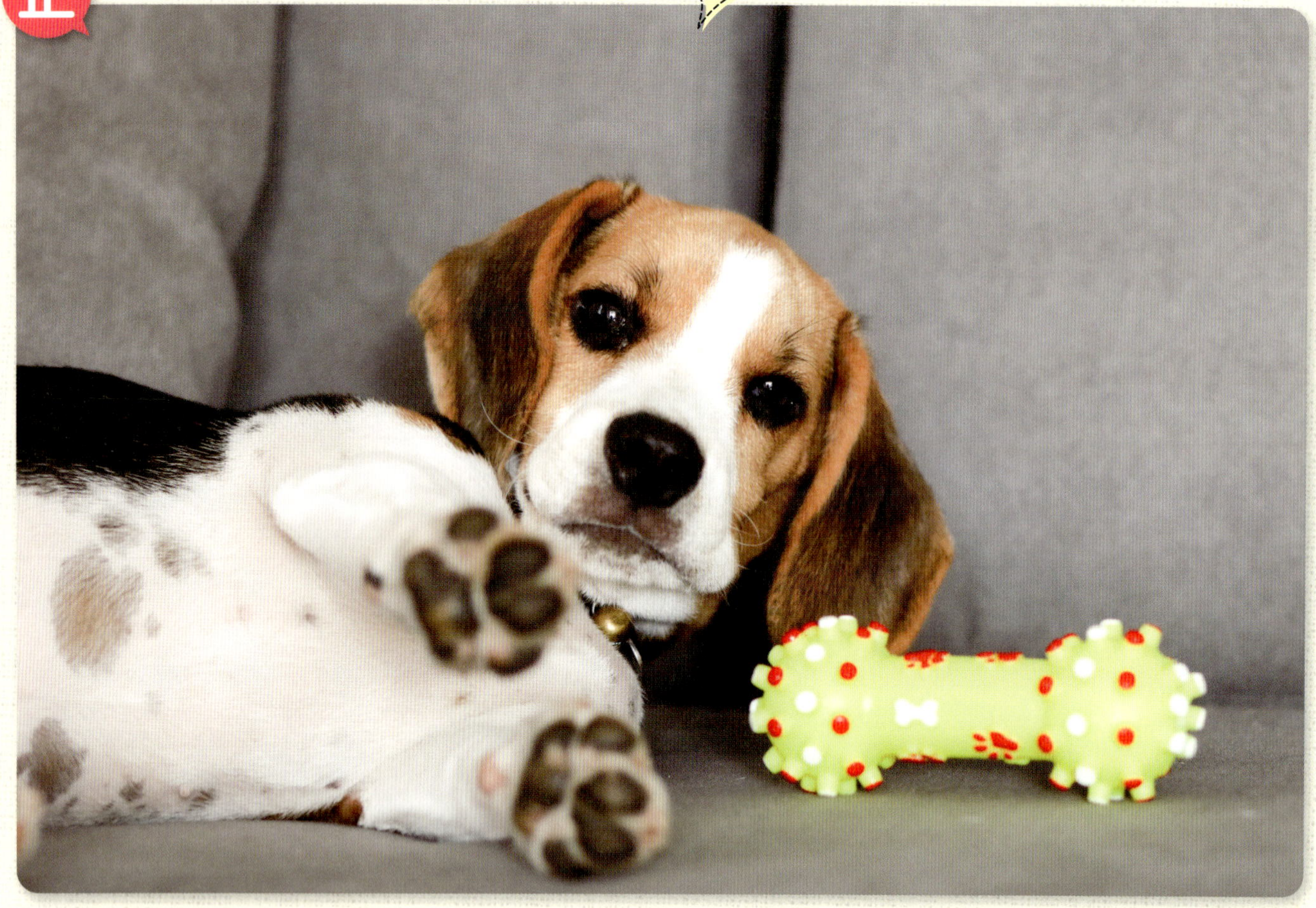

誤　まちがいは5つ。1分で探してわん。

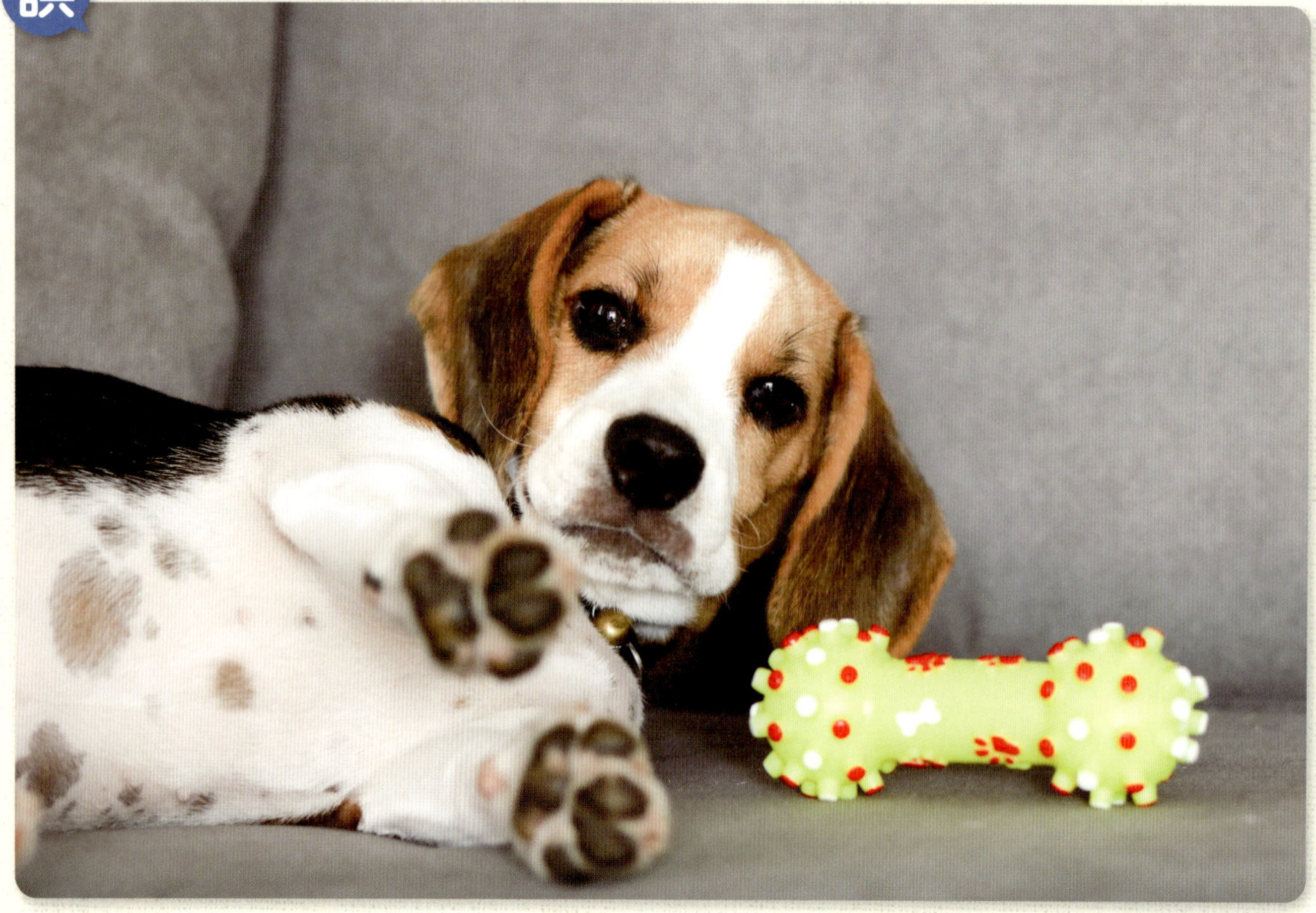

➡解答は64ページ

3 代表で注文犬

店員さん〜すみません。
生ジャーキーを
大皿で３つ〜

1分で見つけた数	個
全部見つけるまでの時間	分　秒

正

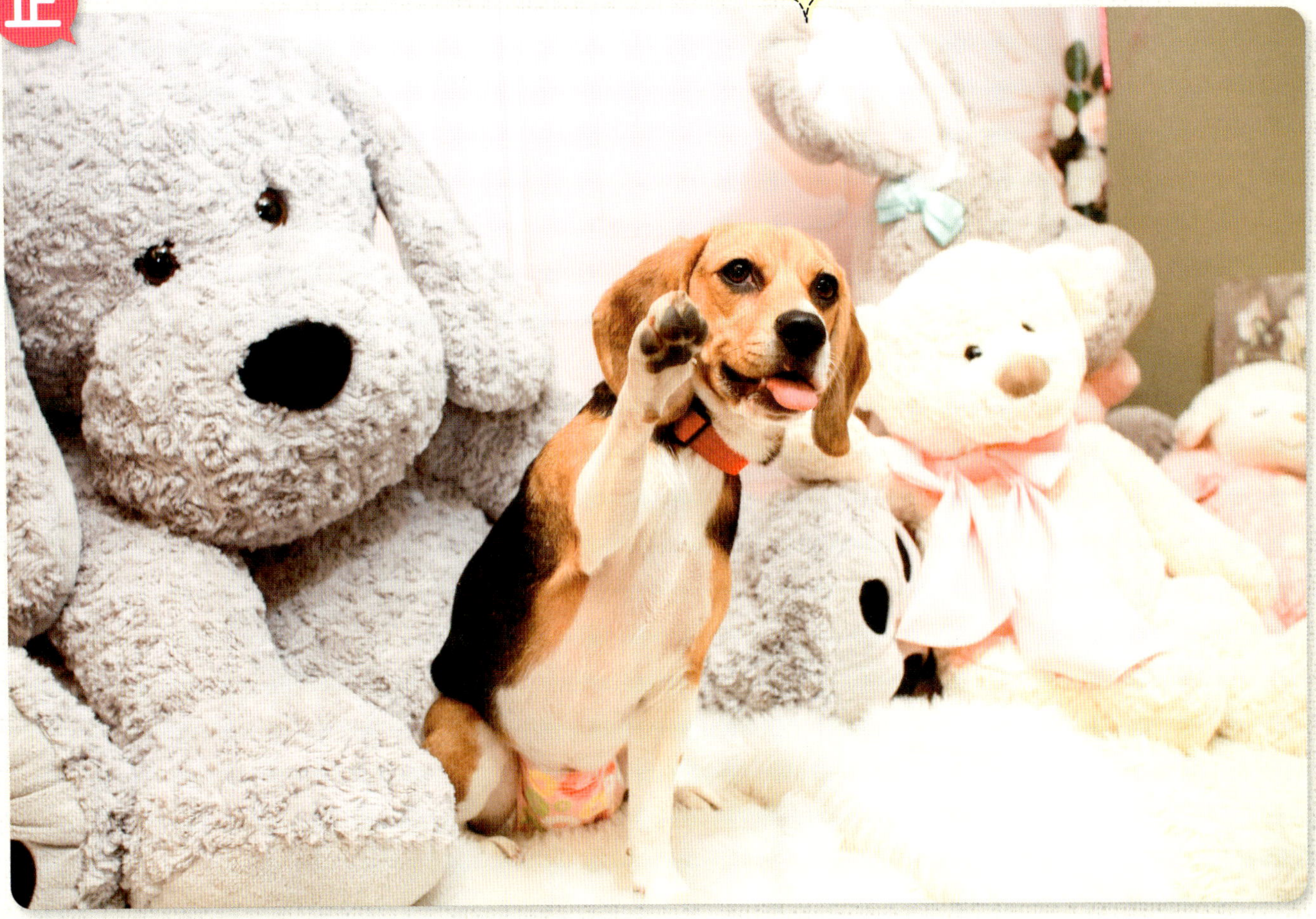

誤　まちがいは５つ。１分で探してわん。

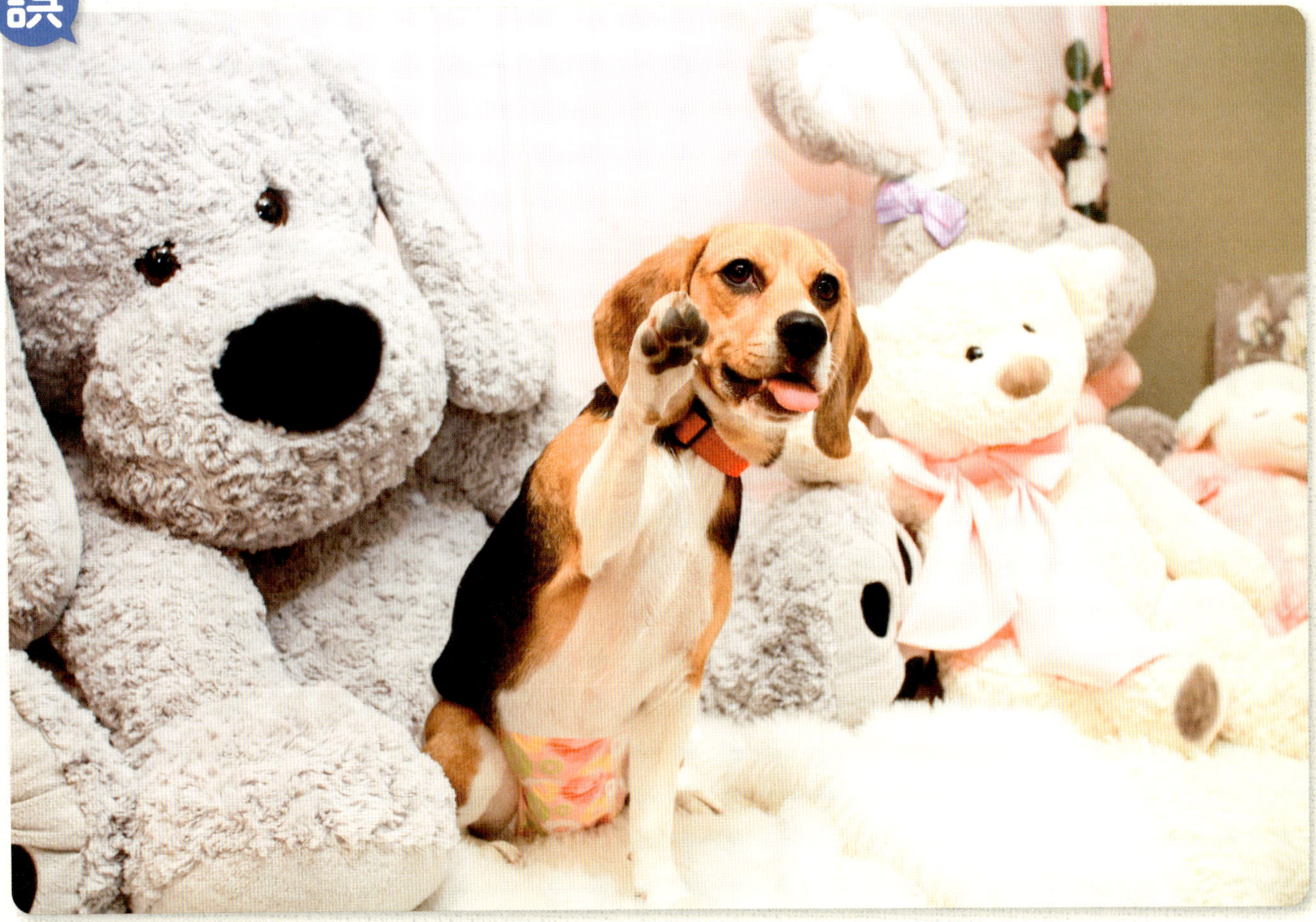

➡解答は64ページ

4 討伐犬

この磨き上げたさすまたで
どんな敵もイチコロさ

1分で見つけた数	個
全部見つけるまでの時間	分　秒

正

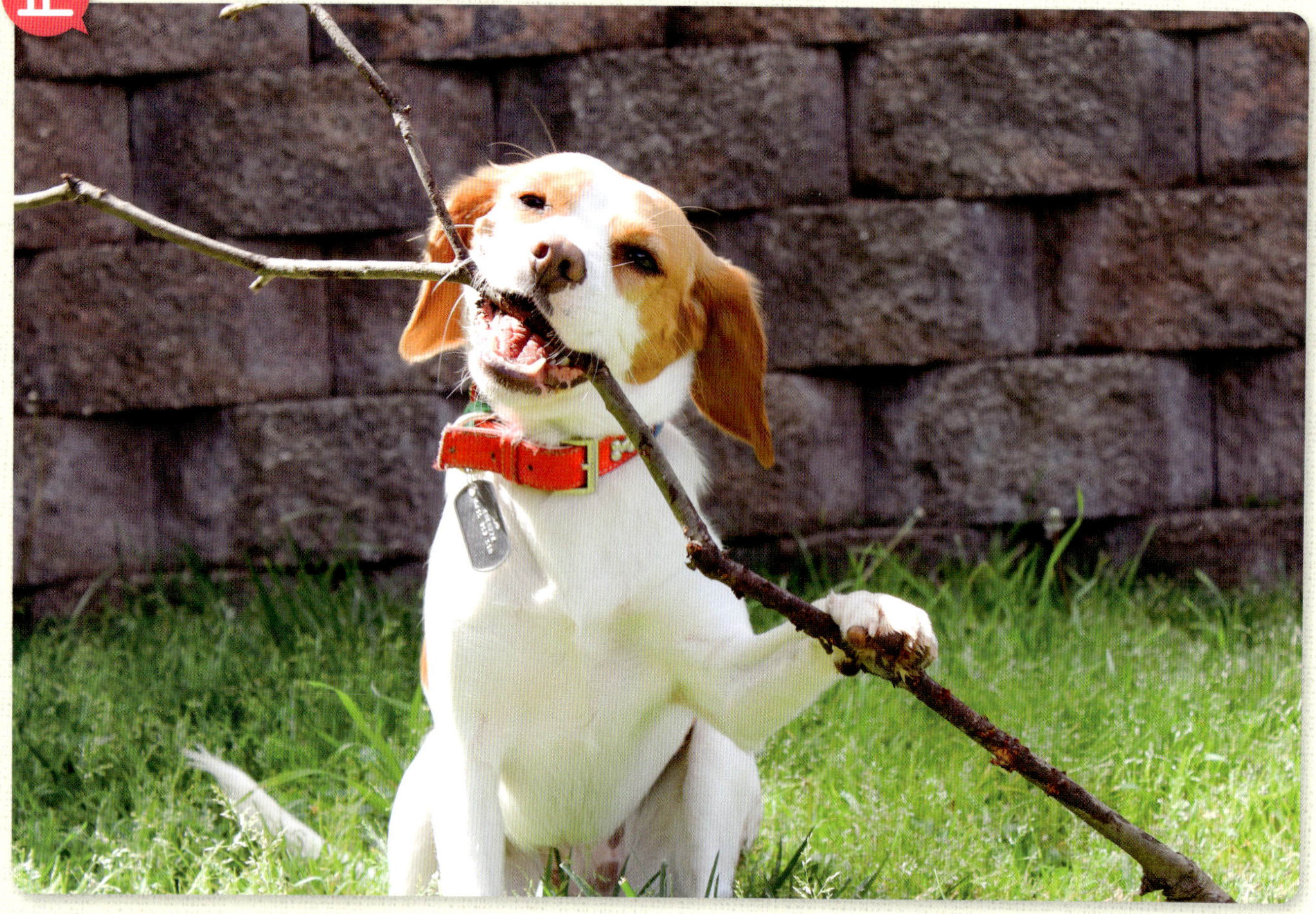

誤　まちがいは5つ。1分で探してわん。

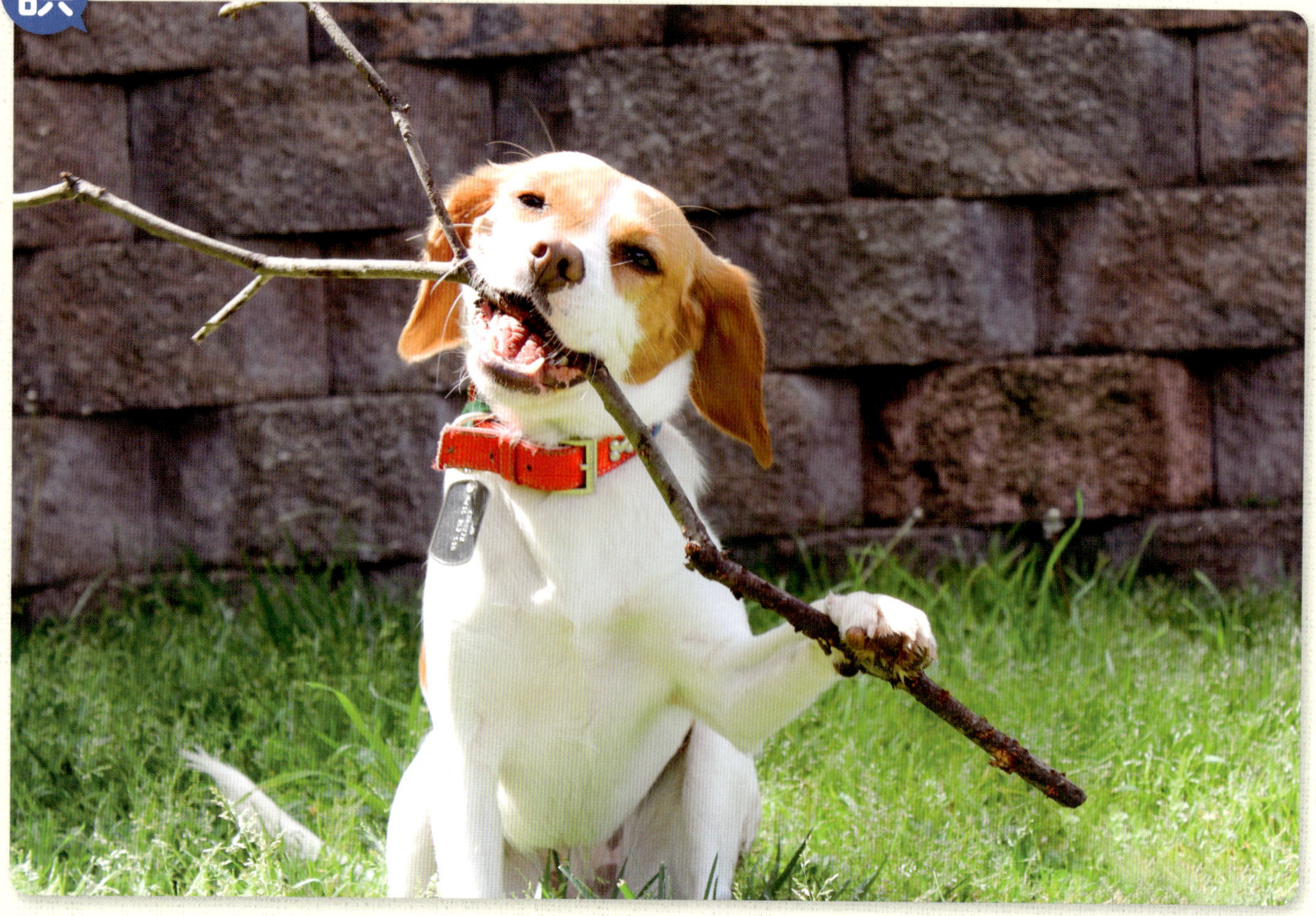

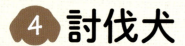

➡解答は64ページ

5 おやおや犬

おや?
見かけない顔の
いぬさんがいる

1分で見つけた数	個
全部見つけるまでの時間	分　秒

正

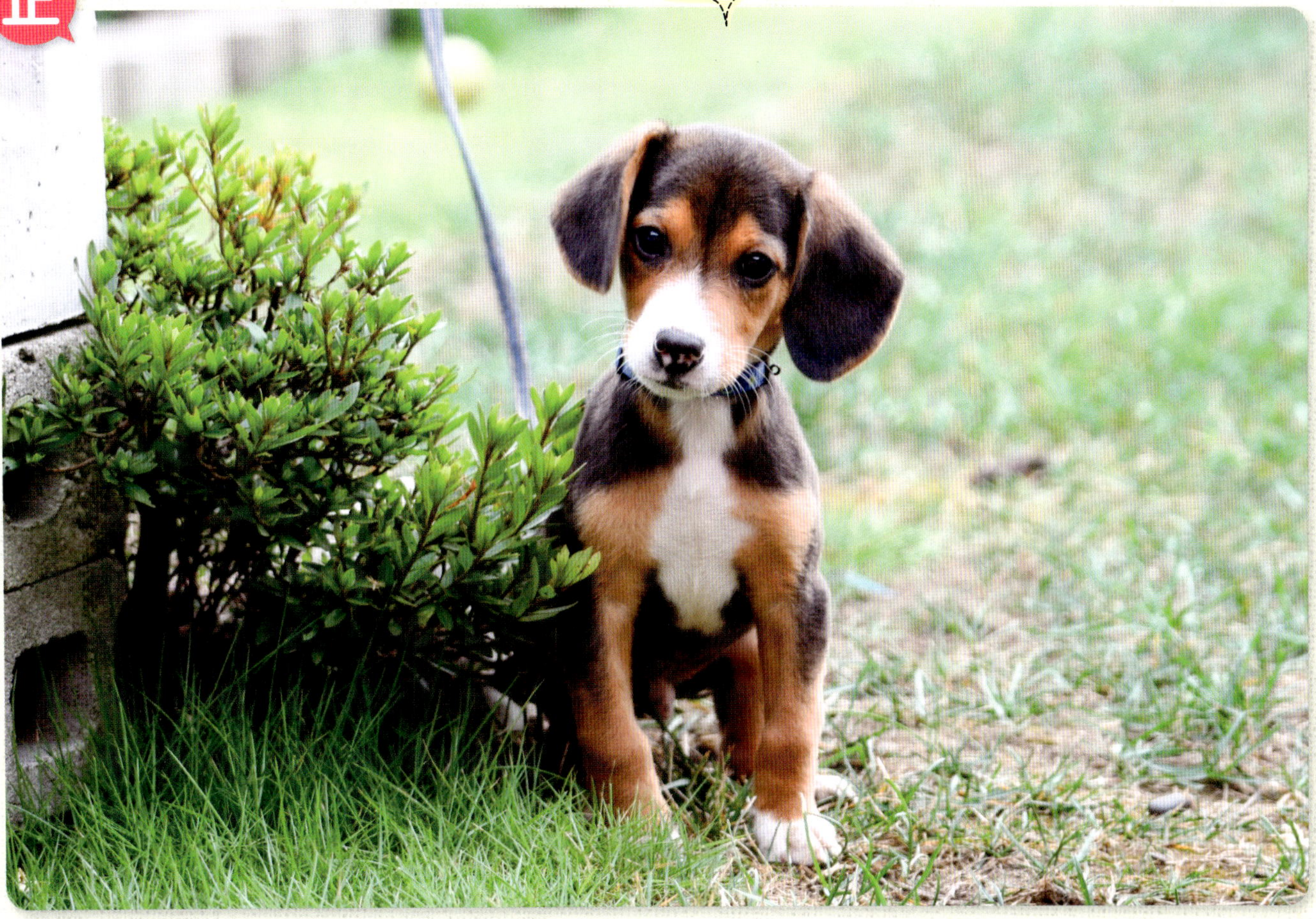

誤　まちがいは５つ。１分で探してわん。

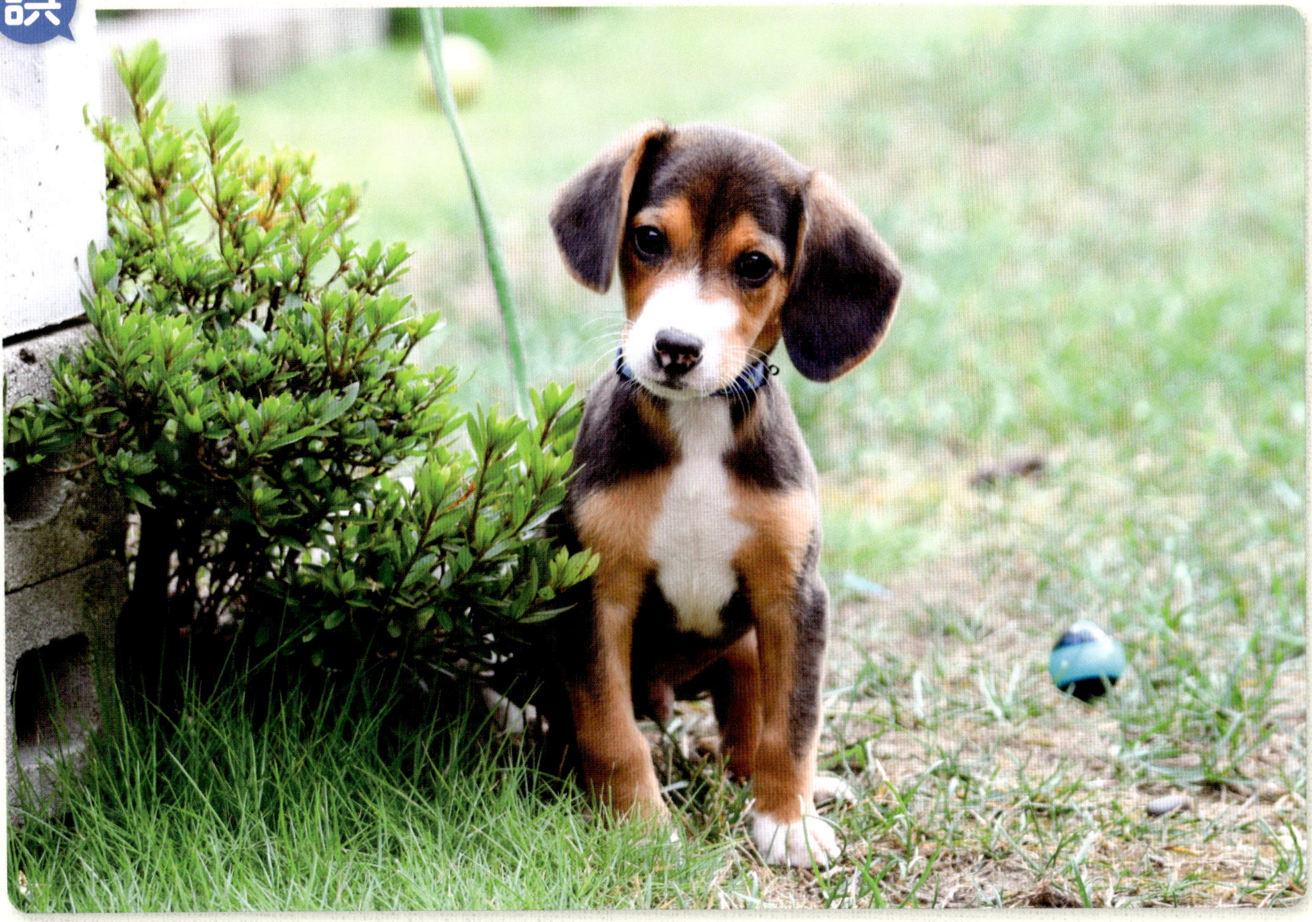

➡解答は64ページ

6 ほほ笑ましい犬

それなに？
おもちゃ!?　おやつ!?

1分で見つけた数	個
全部見つけるまでの時間	分　秒

正

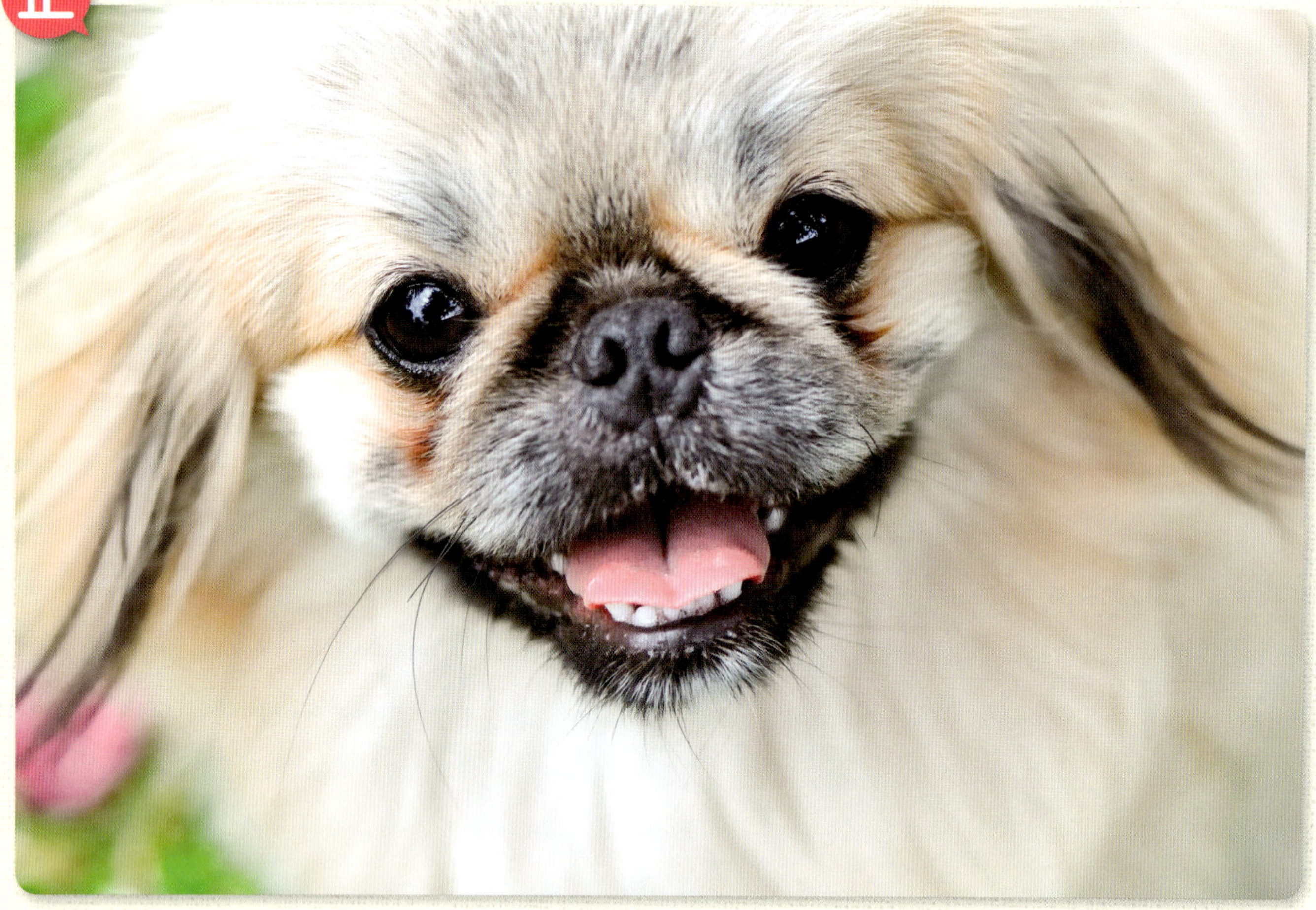

誤　まちがいは5つ。1分で探してわん。

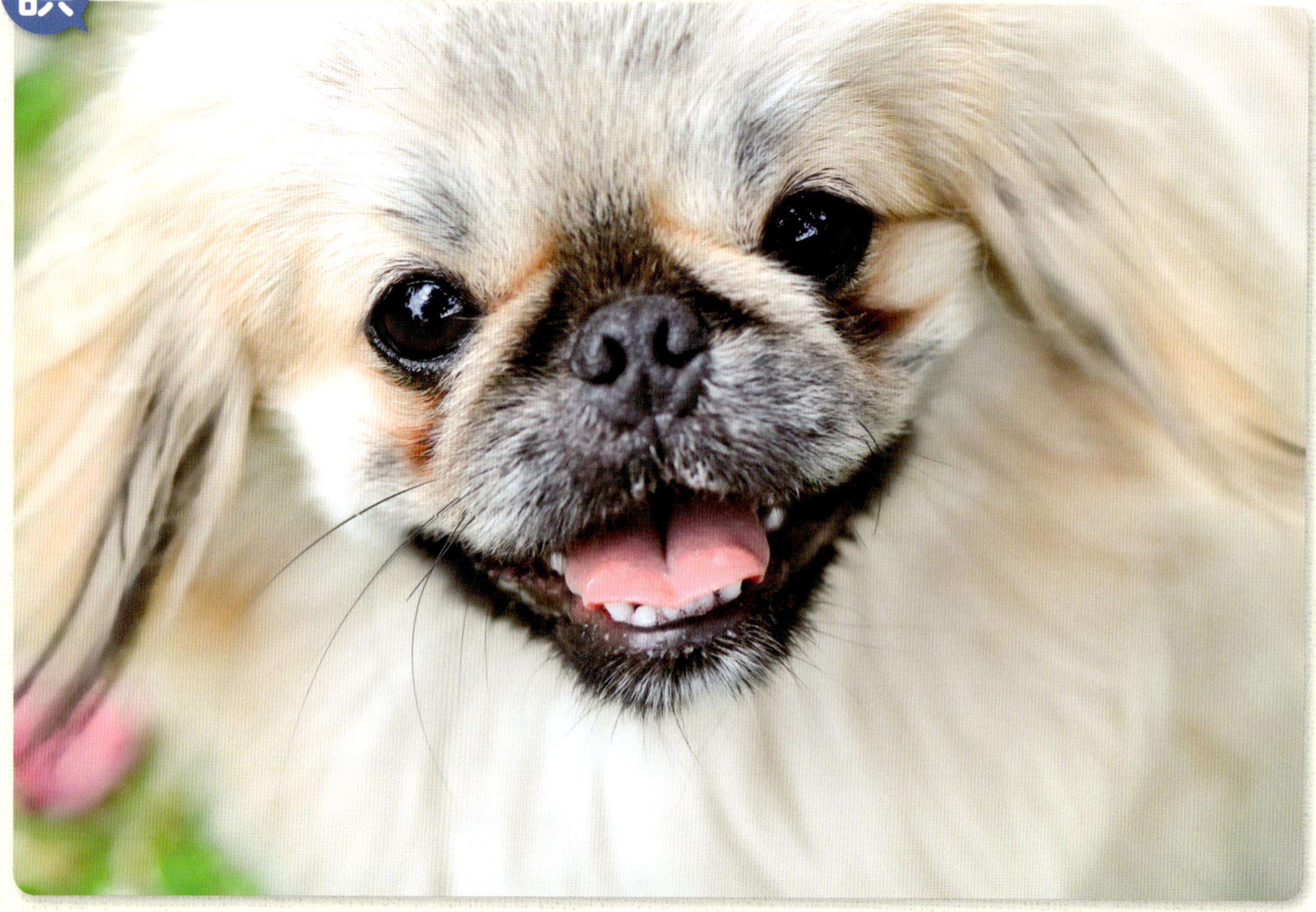

➡解答は64ページ

7 どっちかな犬

パパの靴下を
持ってるのは
どっちでしょー?

1分で見つけた数	個
全部見つけるまでの時間	分　秒

正

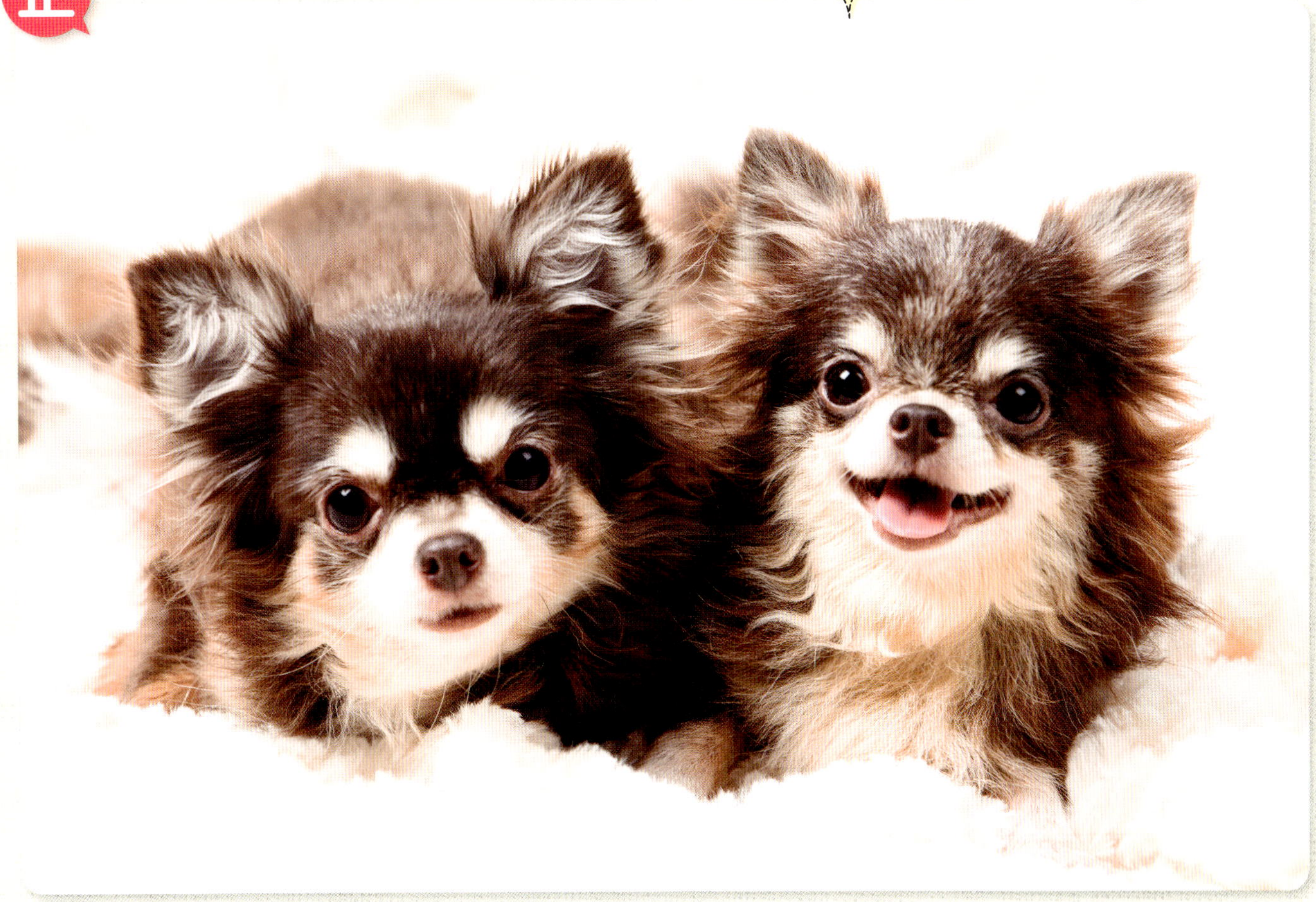

誤

まちがいは５つ。１分で探してわん。

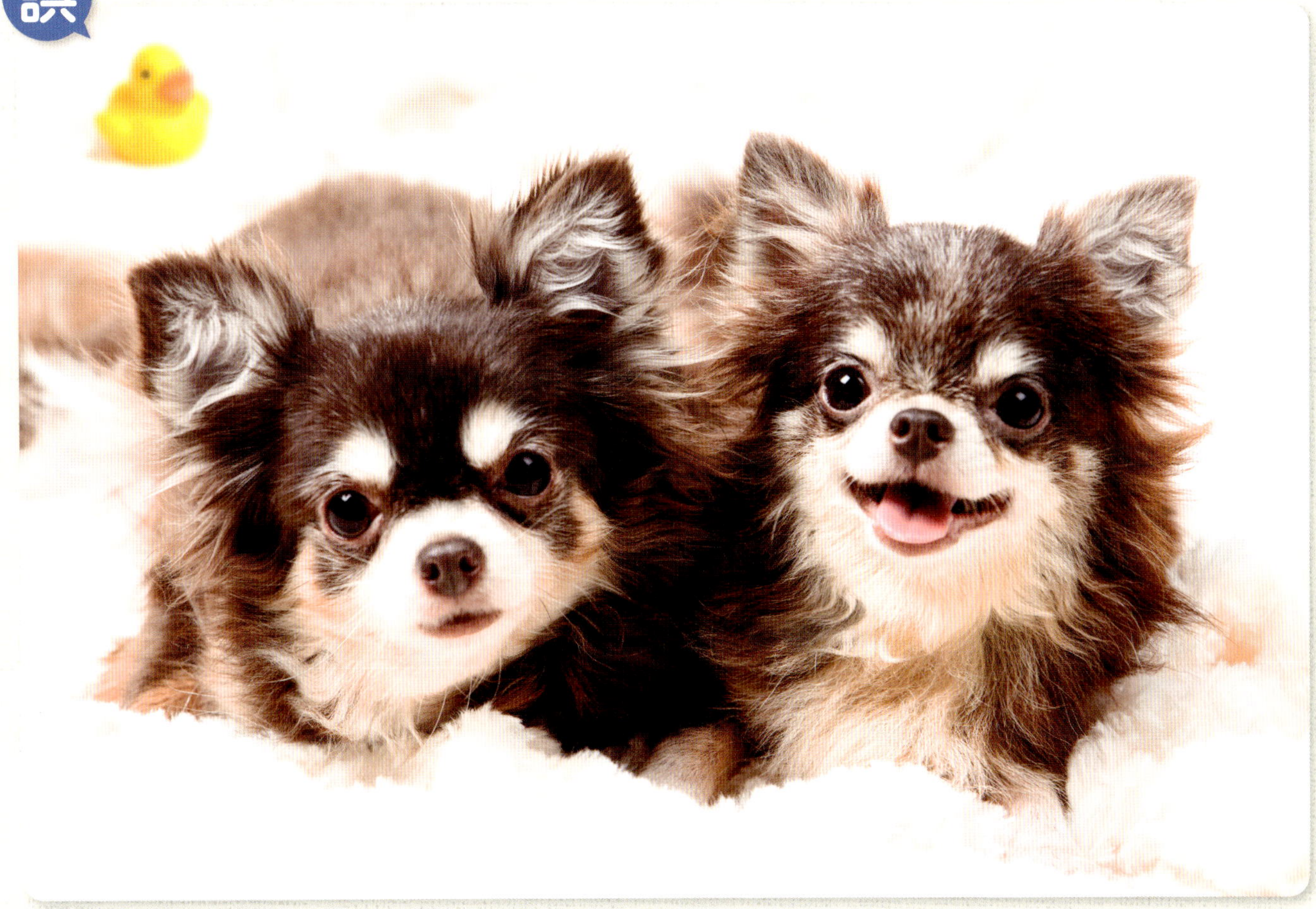

➡解答は65ページ

8 モアイ犬

どう？
似てるかな？

1分で見つけた数	個
全部見つけるまでの時間	分　秒

正

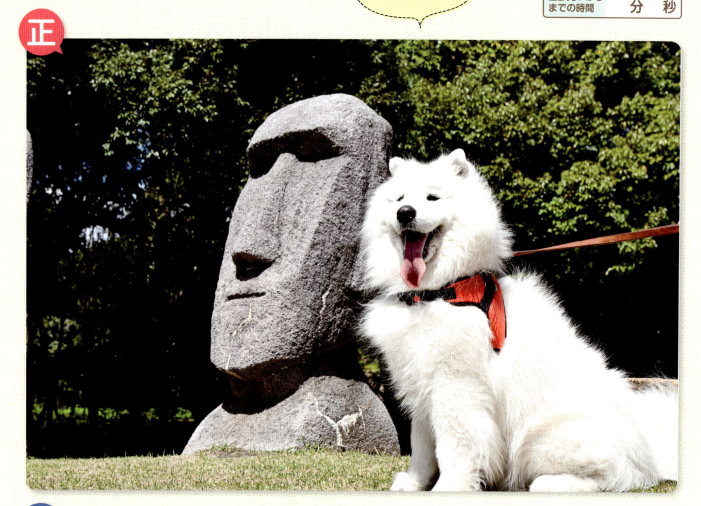

誤　まちがいは5つ。1分で探してわん。

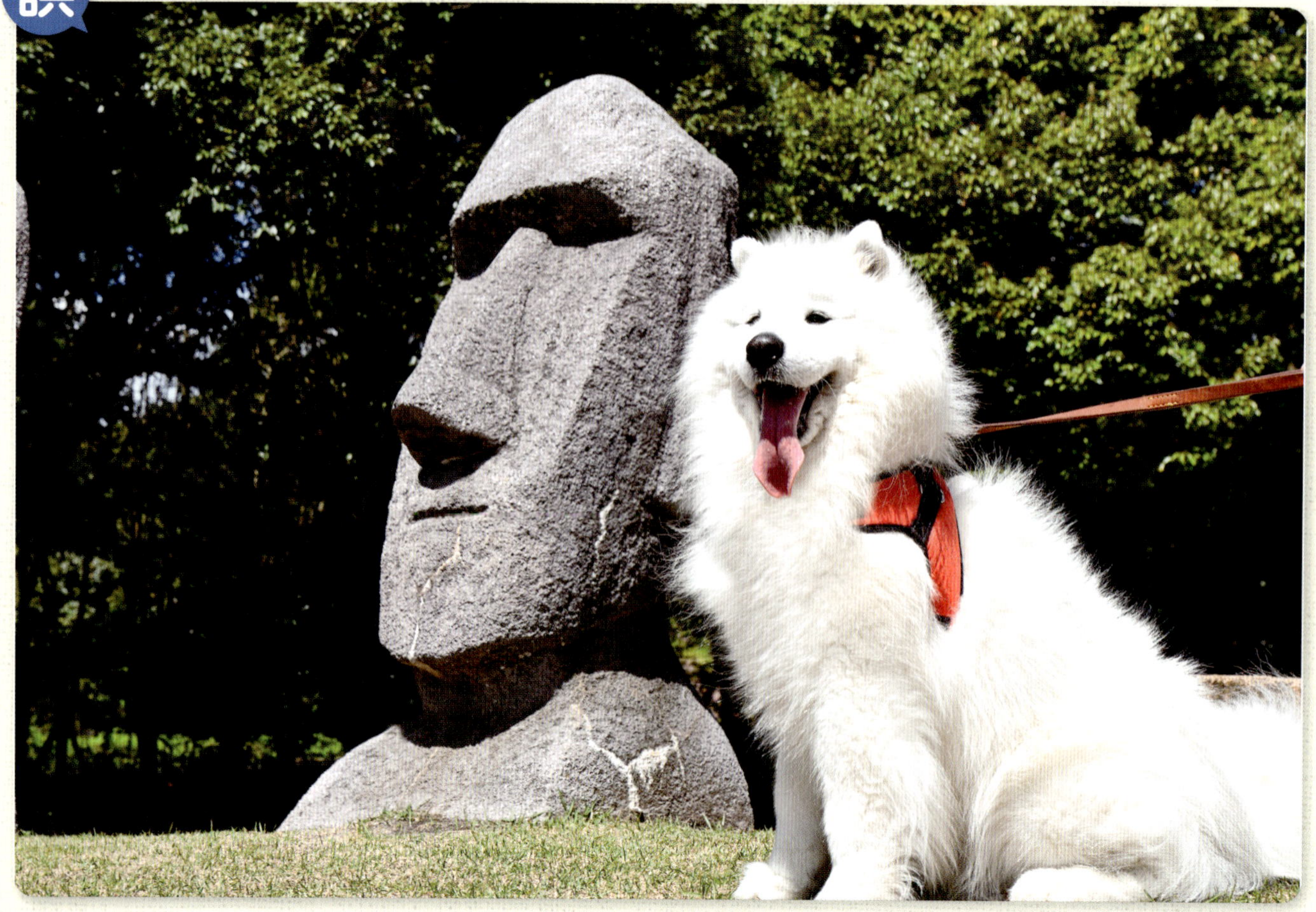

➡解答は65ページ

9 貫禄犬

今日の夕日は
一段と美しい…

1分で見つけた数	個
全部見つけるまでの時間	分　秒

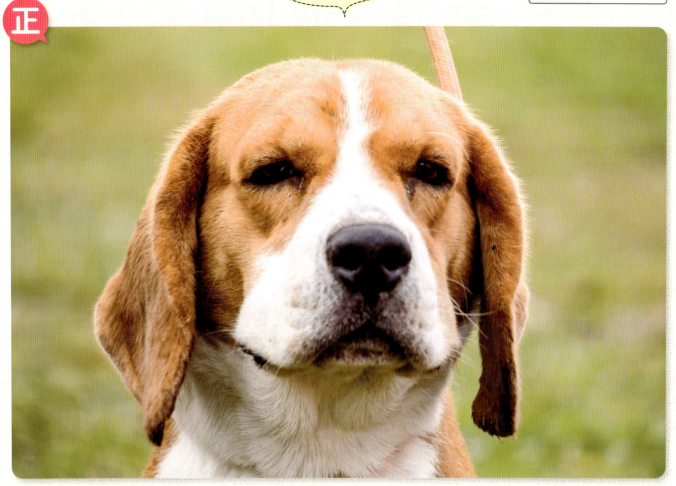

正

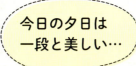

誤

まちがいは５つ。１分で探してわん。

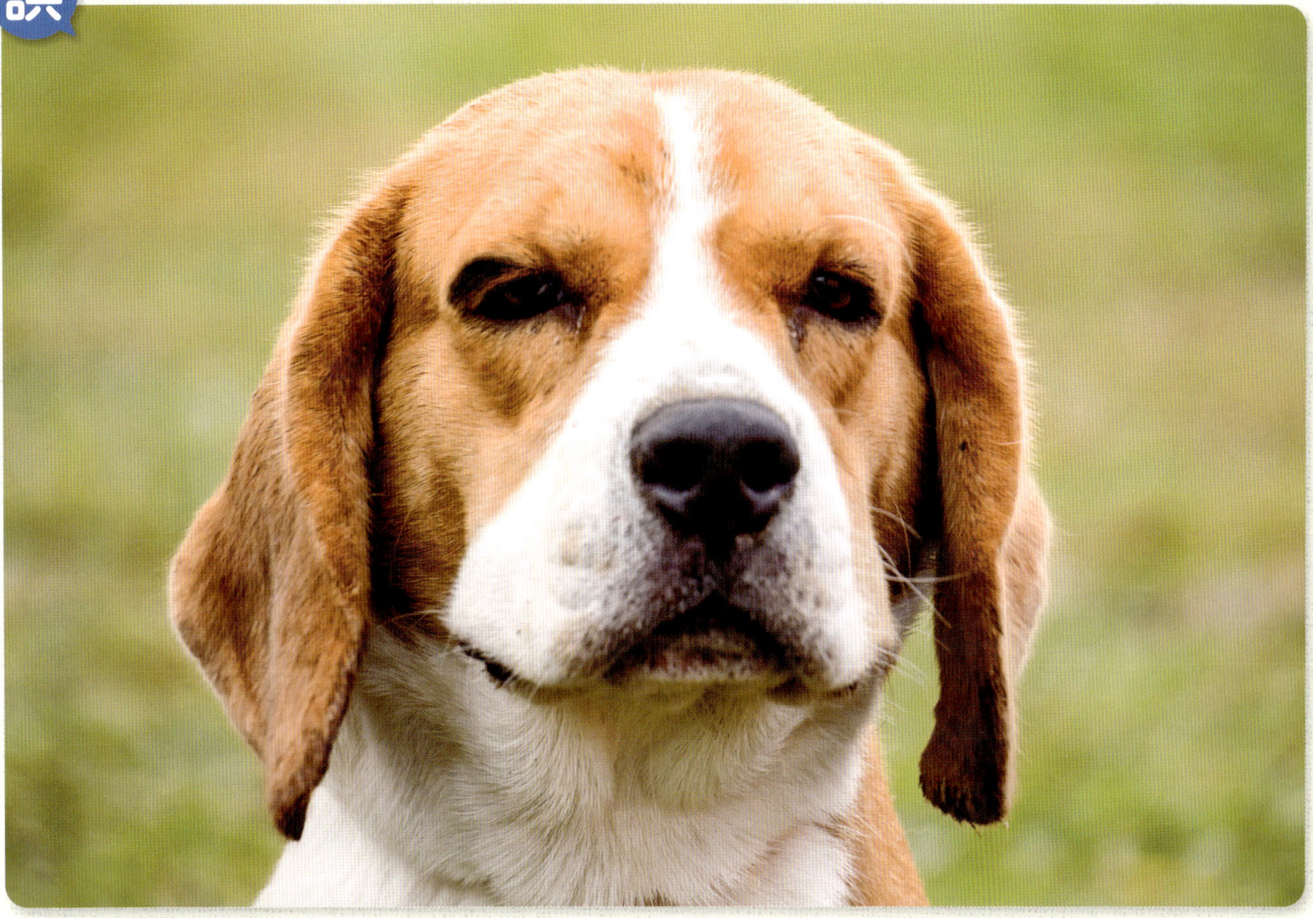

➡解答は65ページ

10 見ちゃった犬

あら～あなたが
サンタさんなんですか～

1分で見つけた数	個
全部見つけるまでの時間	分　秒

正

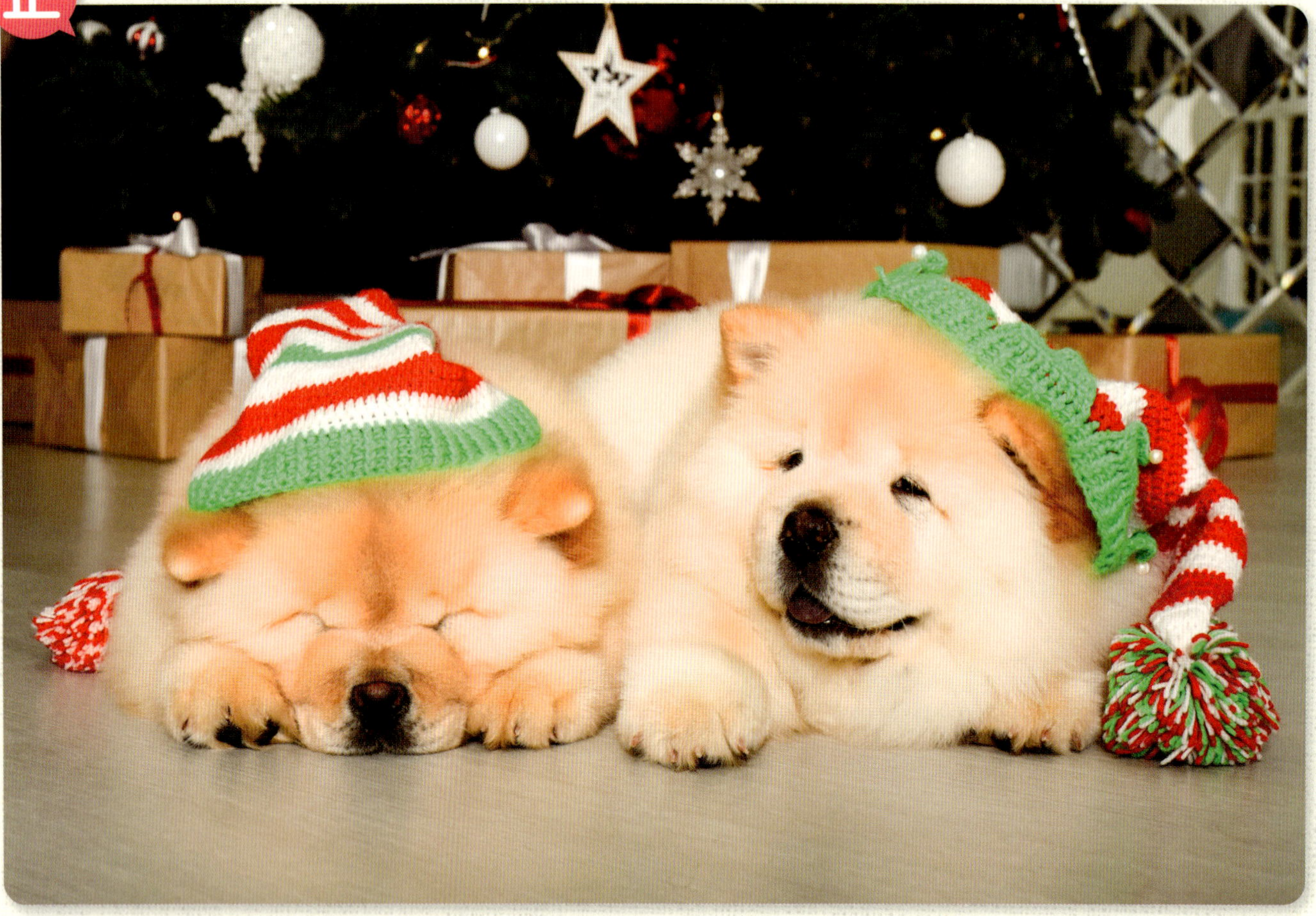

誤

まちがいは５つ。１分で探してわん。

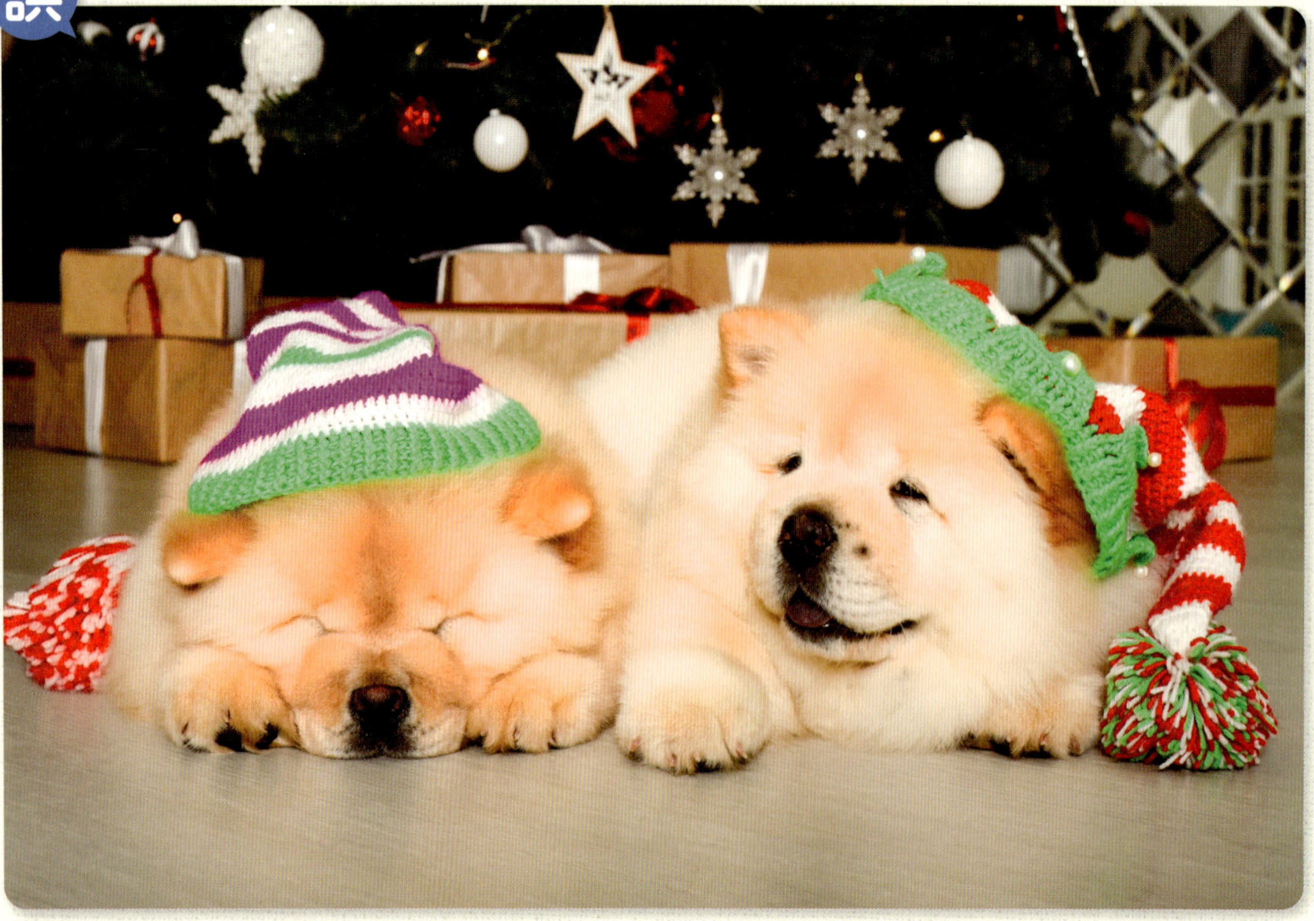

➡解答は65ページ

11 王道の犬

イルミネーションより
君のほうがキレイだよ

1分で見つけた数	個
全部見つけるまでの時間	分　秒

正

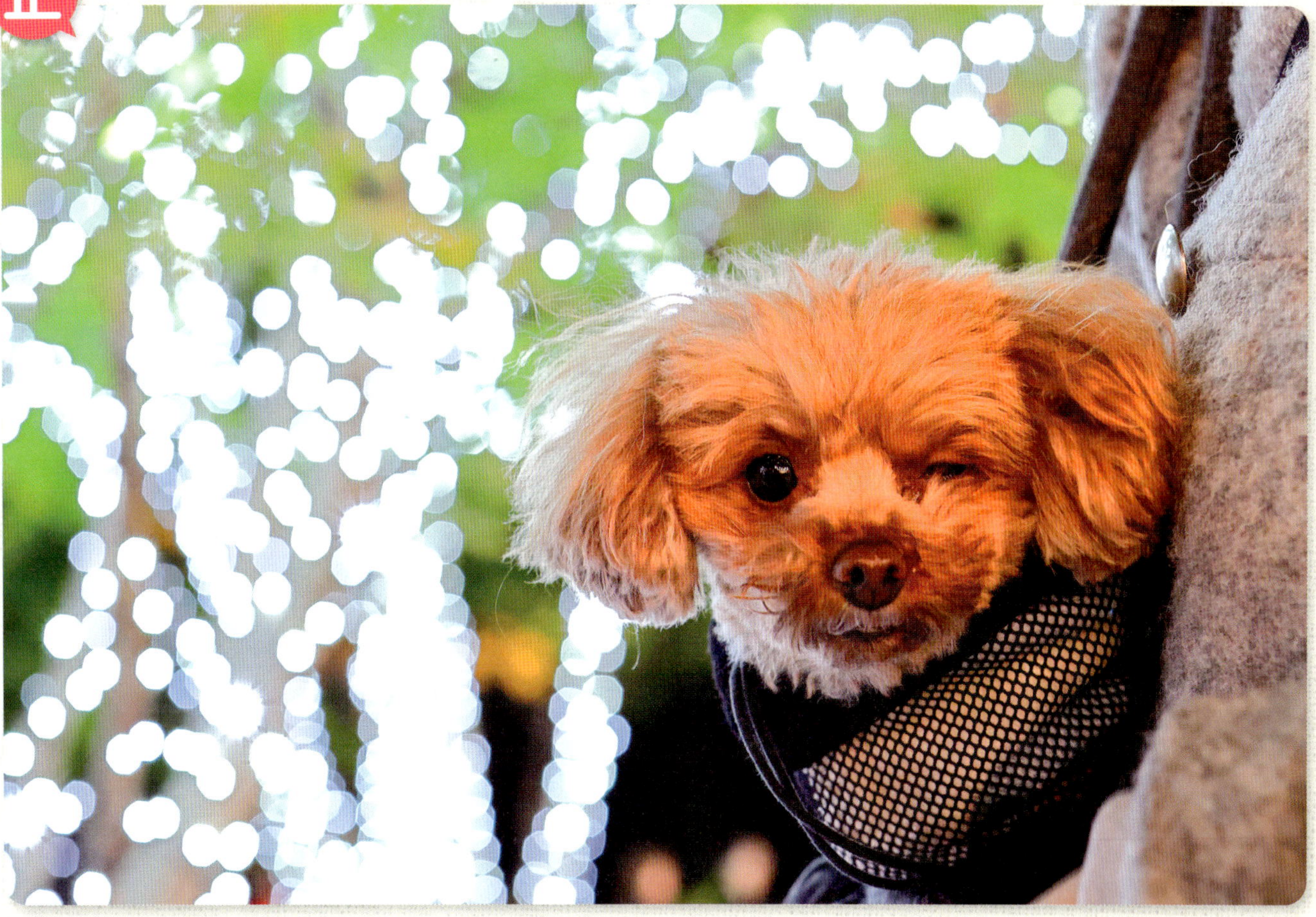

誤

まちがいは５つ。１分で探してわん。

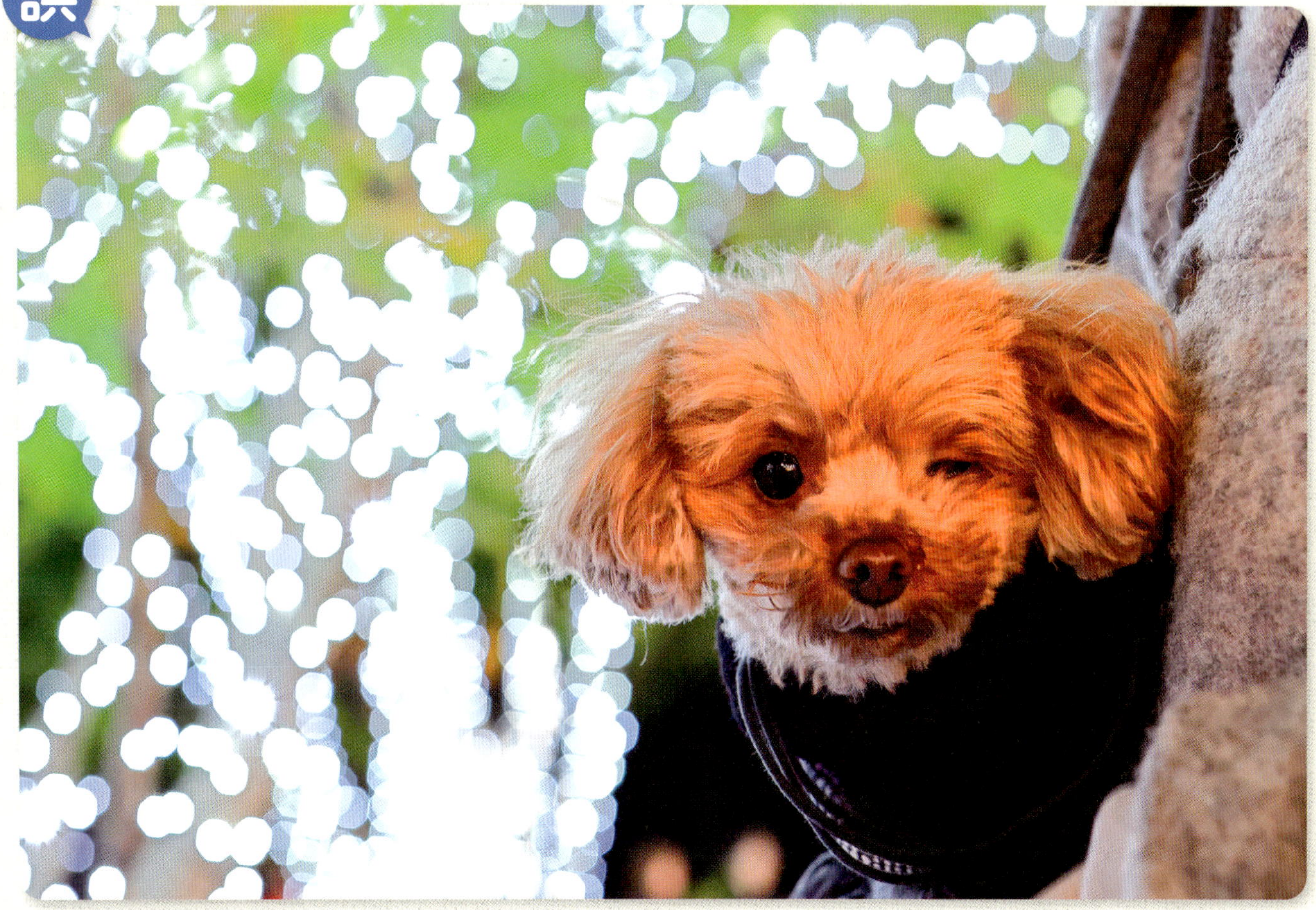

➡解答は65ページ

12 ねぇねぇ犬

ねぇママ、隣のおうちのポチ君が
食べてたおやつ私も食べたいんだけどー

1分で見つけた数	個
全部見つけるまでの時間	分　秒

正

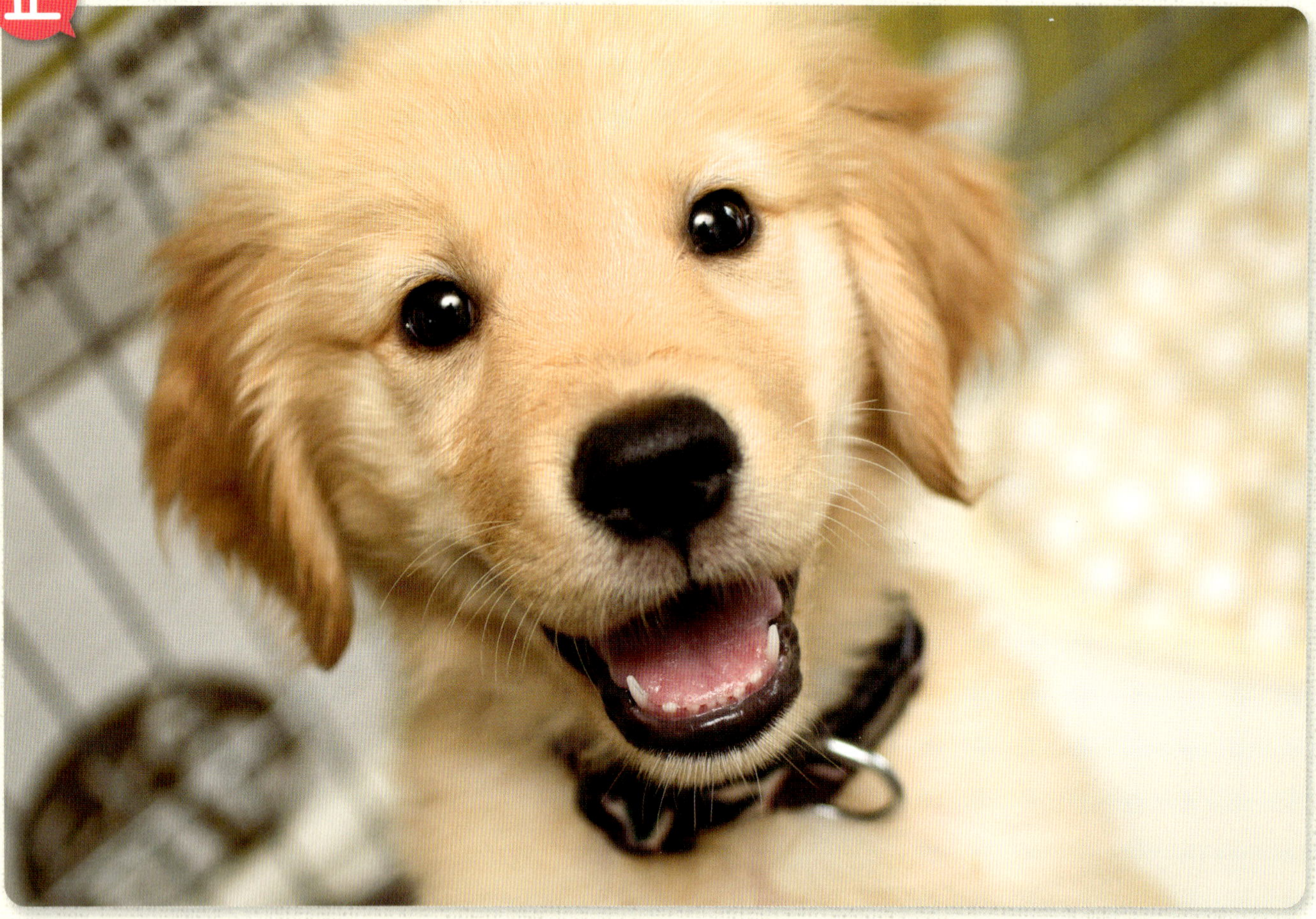

誤

まちがいは５つ。１分で探してわん。

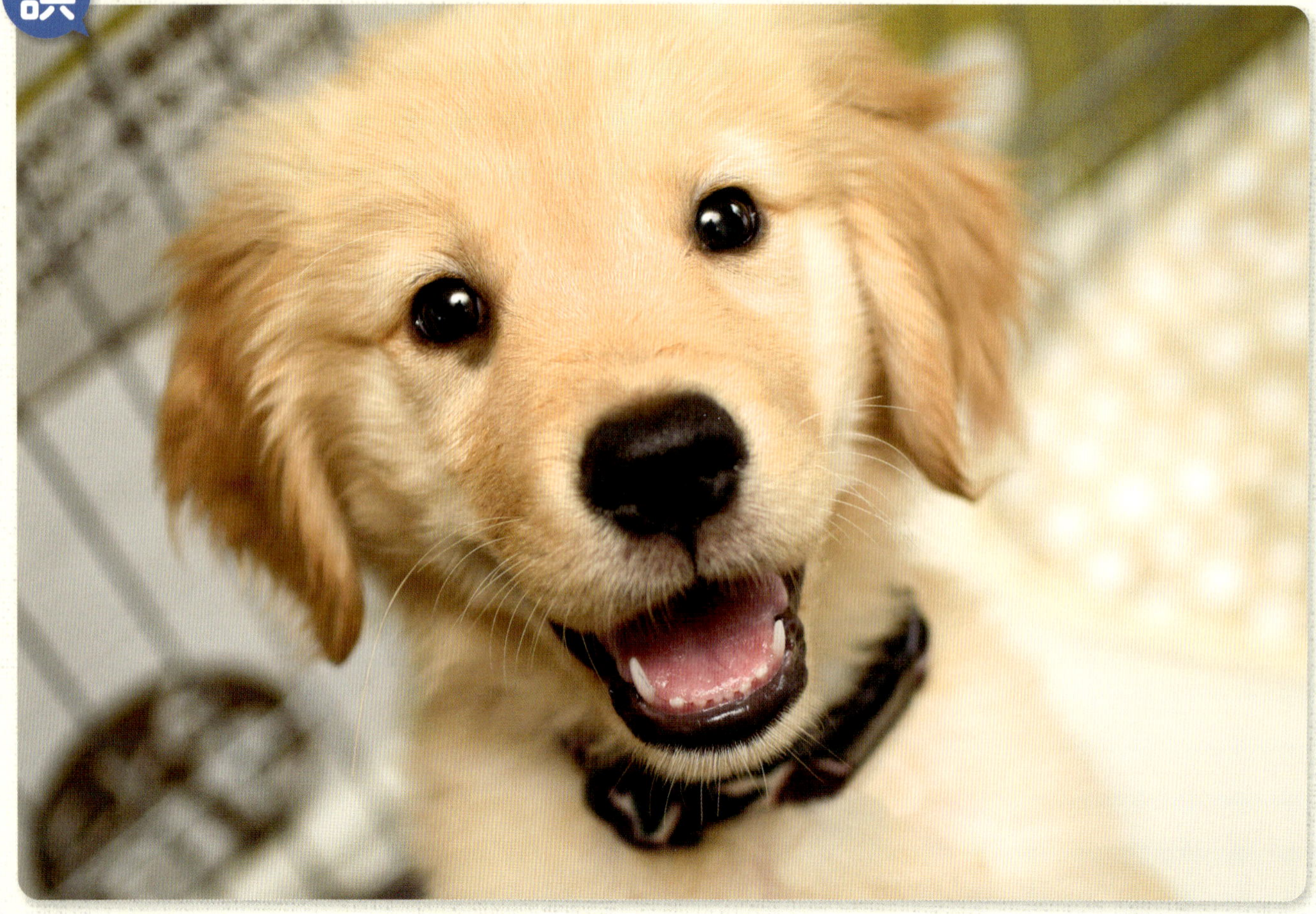

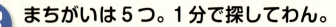

➔解答は65ページ

13 定時で帰る犬

あと30分か。
よし、急いで
終わらせよう

1分で見つけた数	個
全部見つけるまでの時間	分　秒

正

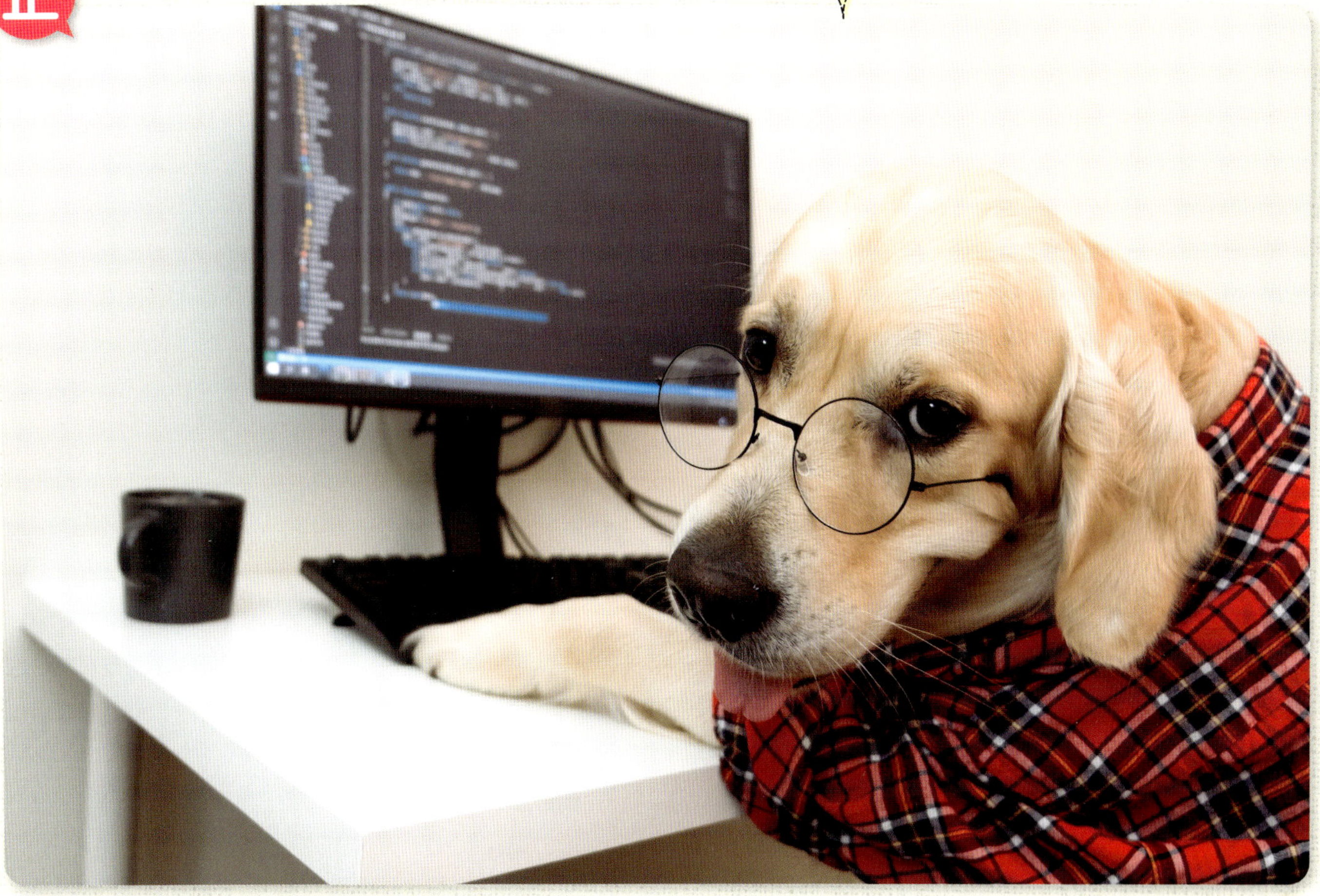

誤 まちがいは５つ。１分で探してわん。

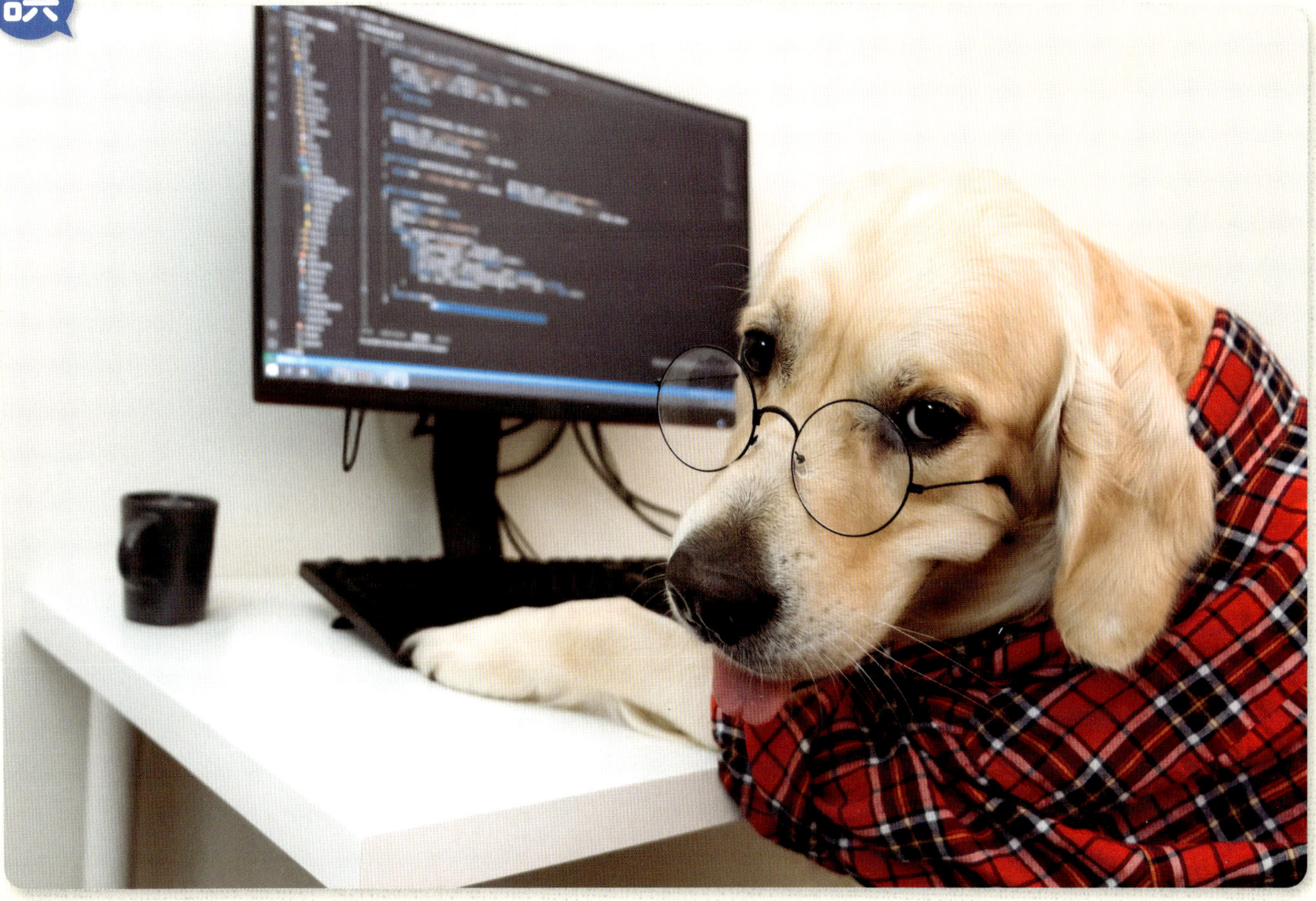

解答は65ページ

14 気になり犬

さっき太郎くんと
遊んだときの毛が
鼻に入ったかも

1分で見つけた数	個	
全部見つけるまでの時間	分	秒

正

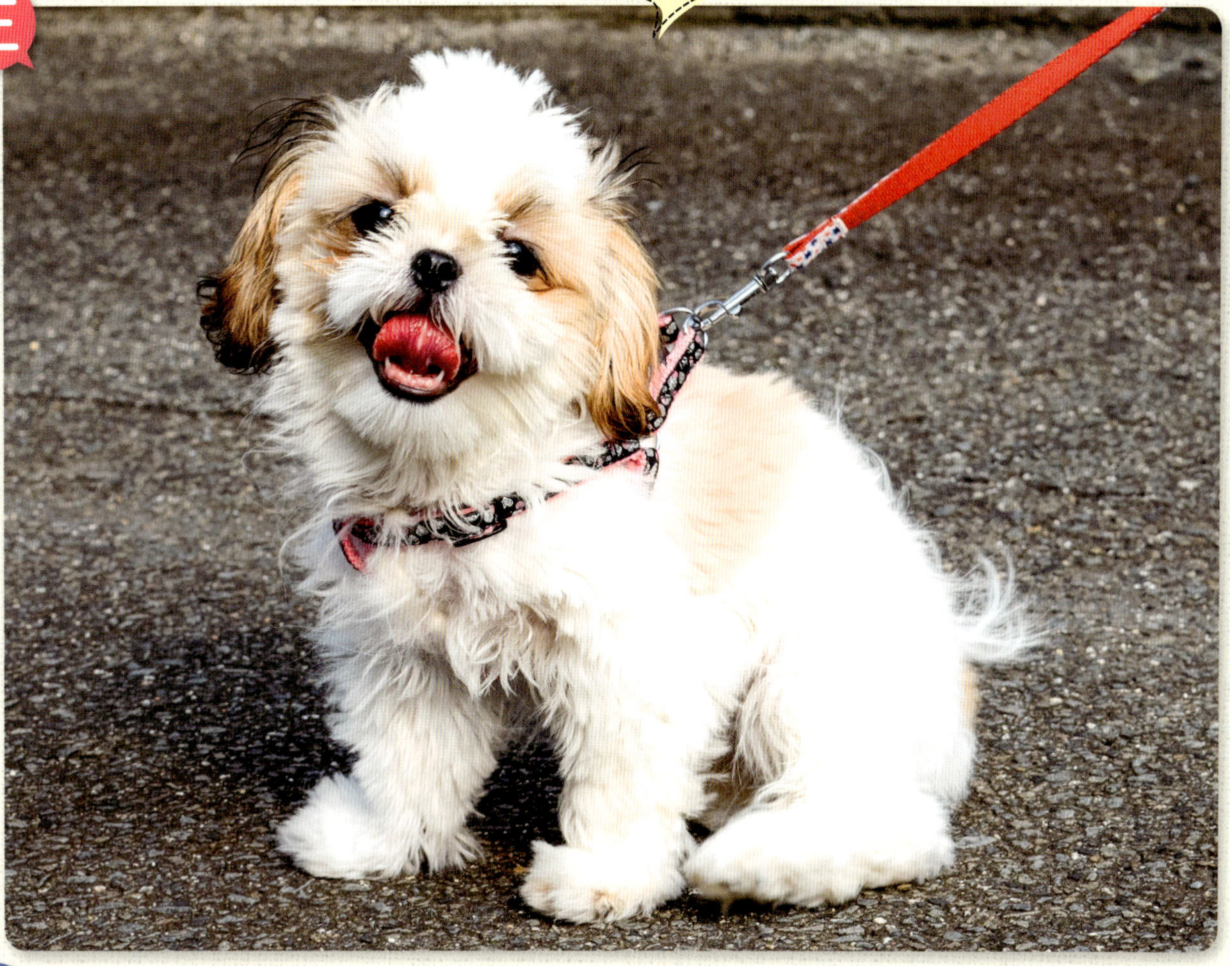

誤

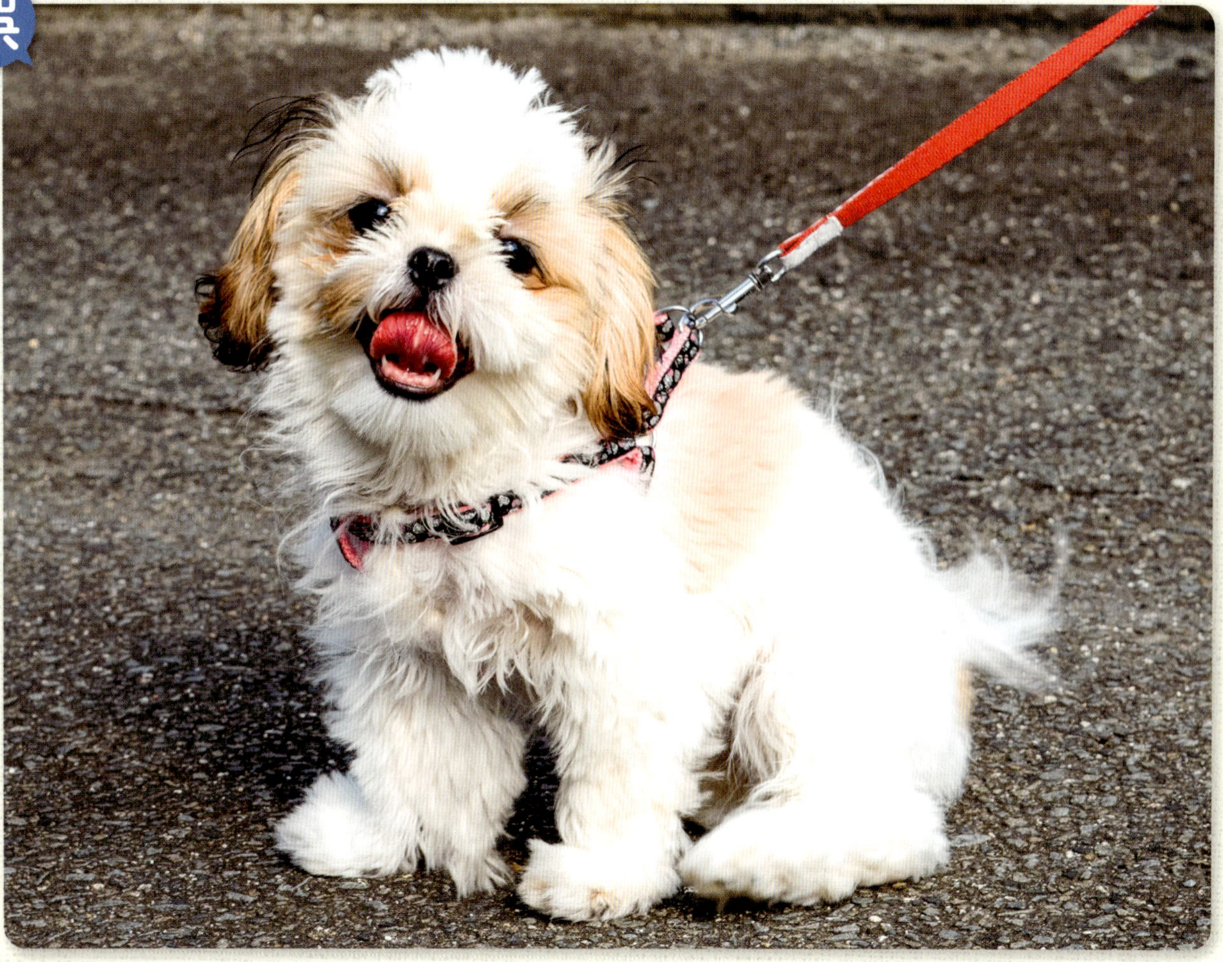

まちがいは5つ。1分で探してわん。

➡解答は65ページ

15 ついに犬

いつもパパが座るところ
ひとり占めしてしてみたかったんだ

1分で見つけた数	個
全部見つけるまでの時間	分　秒

正

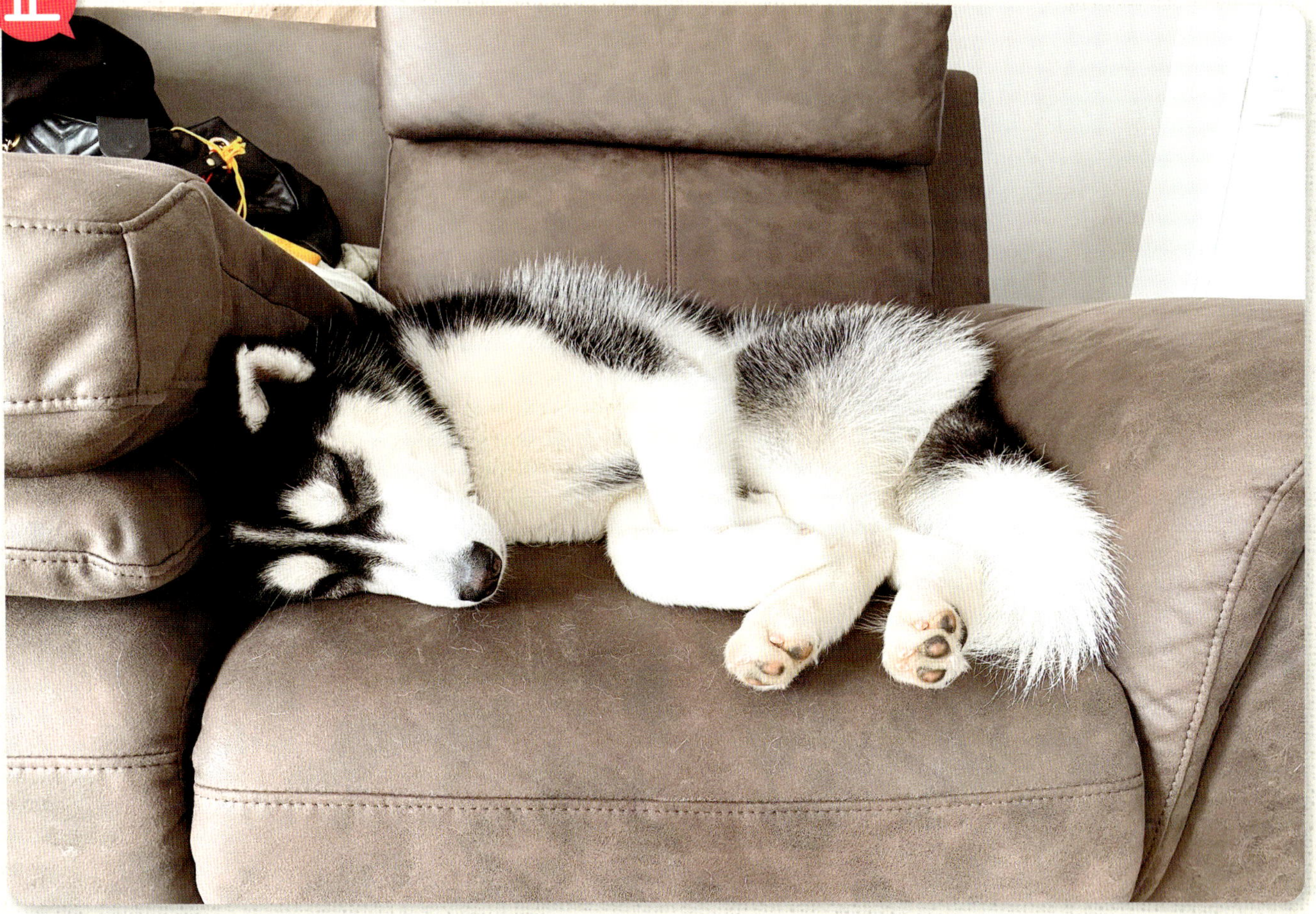

誤

まちがいは５つ。１分で探してわん。

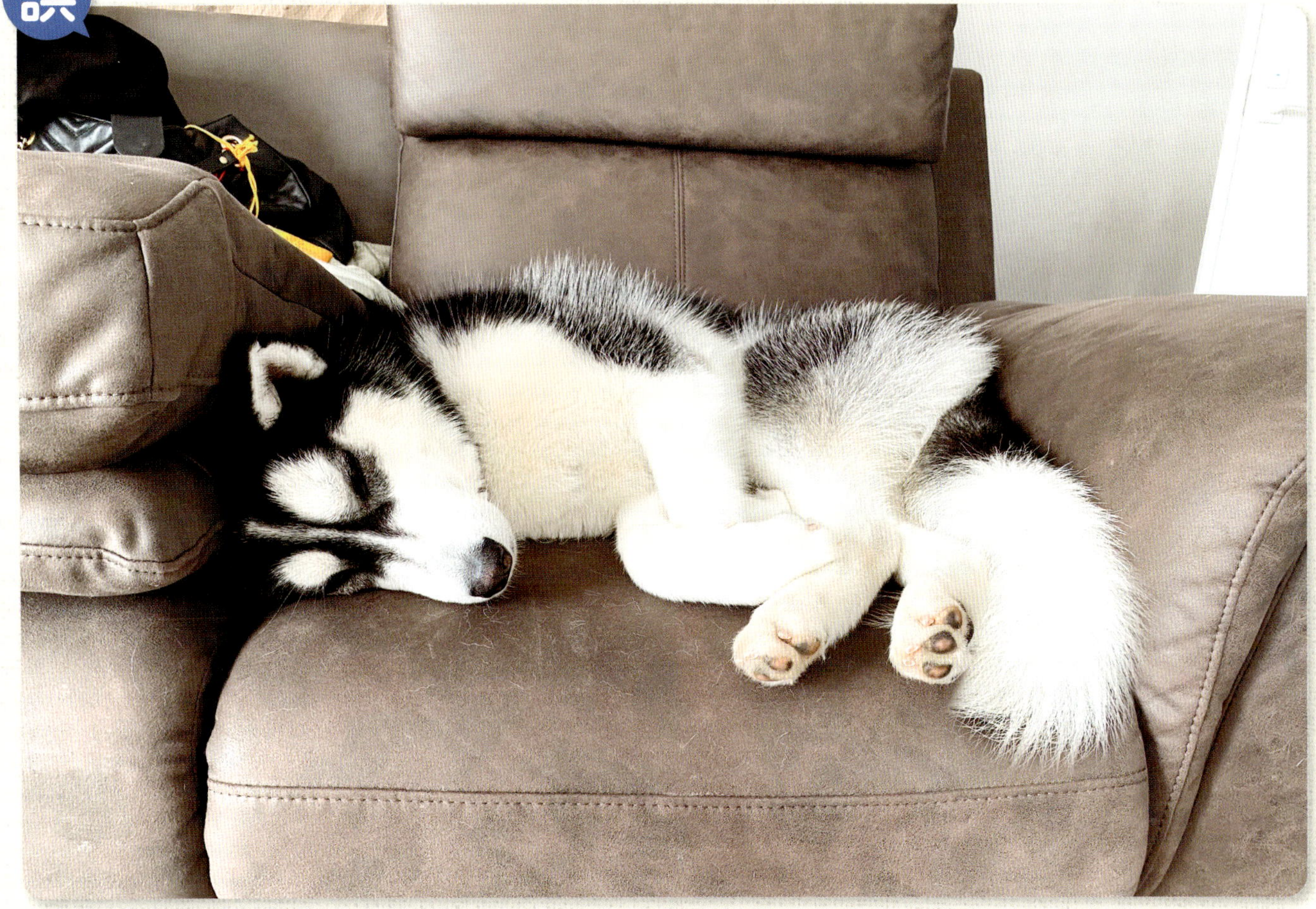

➡解答は66ページ

16 そっちがいい犬

チワワ君が遊んでるボール
光るやつだー。いいなー

1分で見つけた数	個
全部見つけるまでの時間	分　秒

正

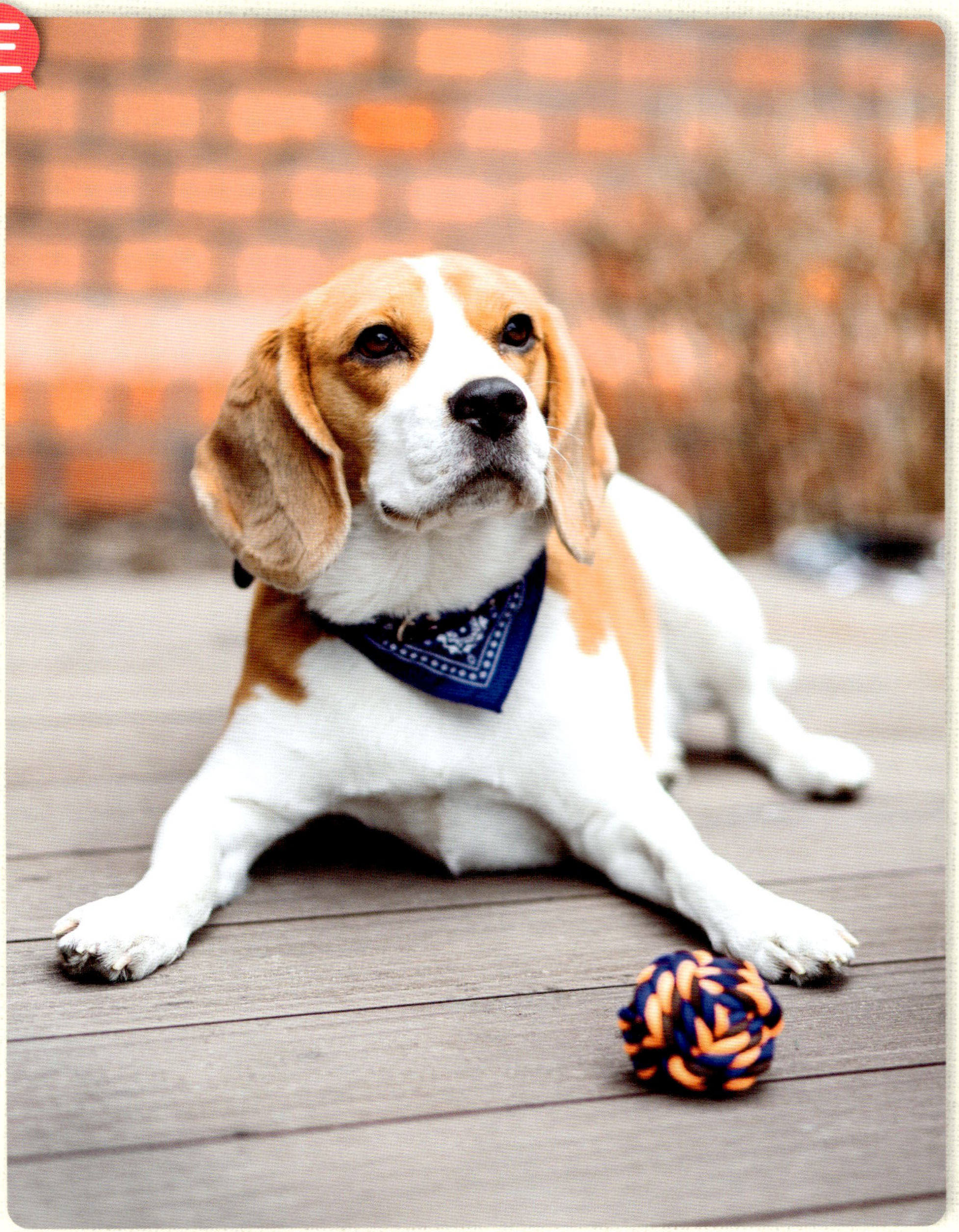

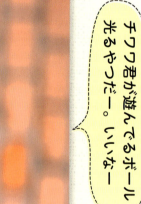

まちがいは5つ。1分で探してわん。

誤

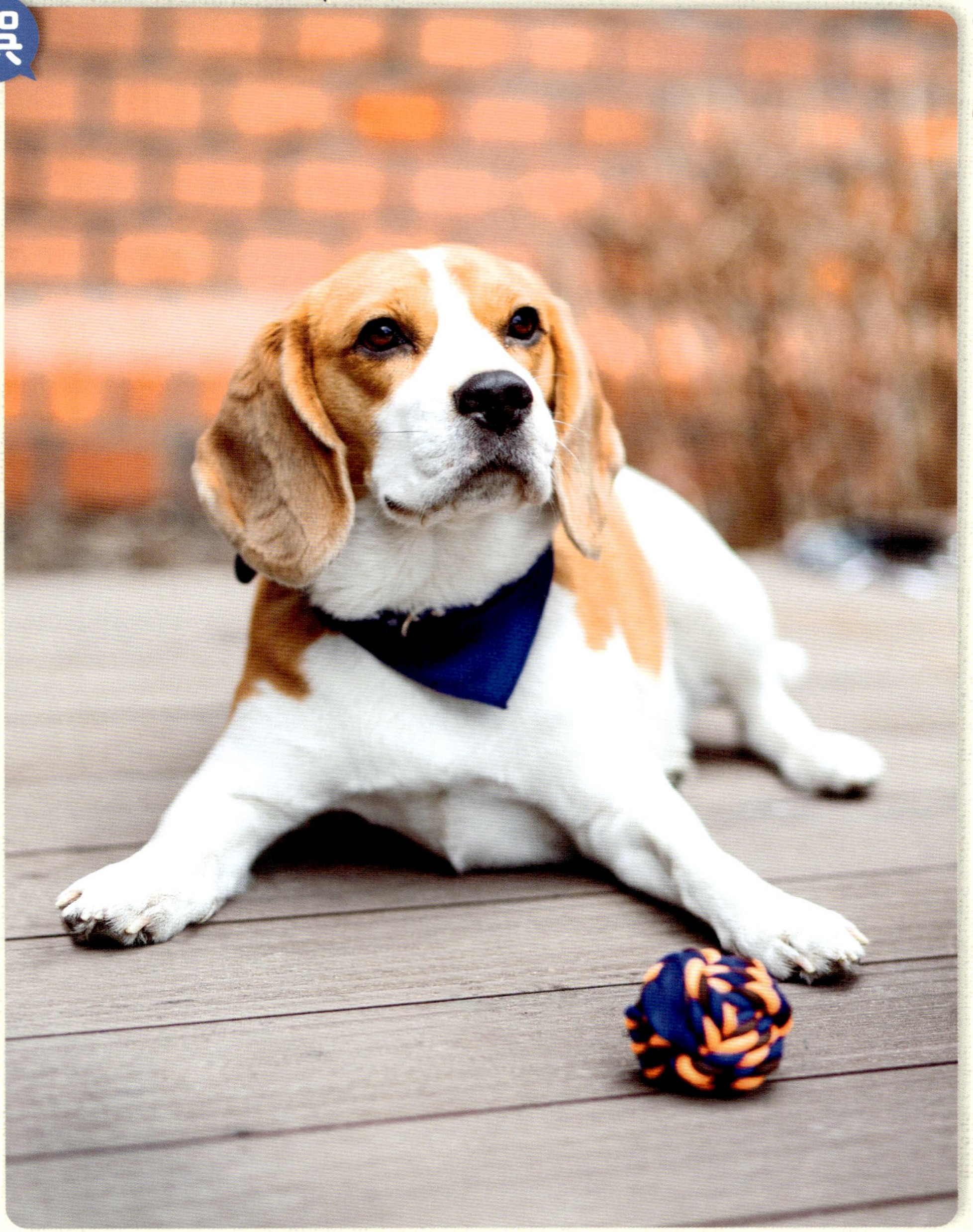

➡解答は66ページ

17 証明写真犬

正しい写真の写り方はこう

1分で見つけた数	個
全部見つけるまでの時間	分　秒

正

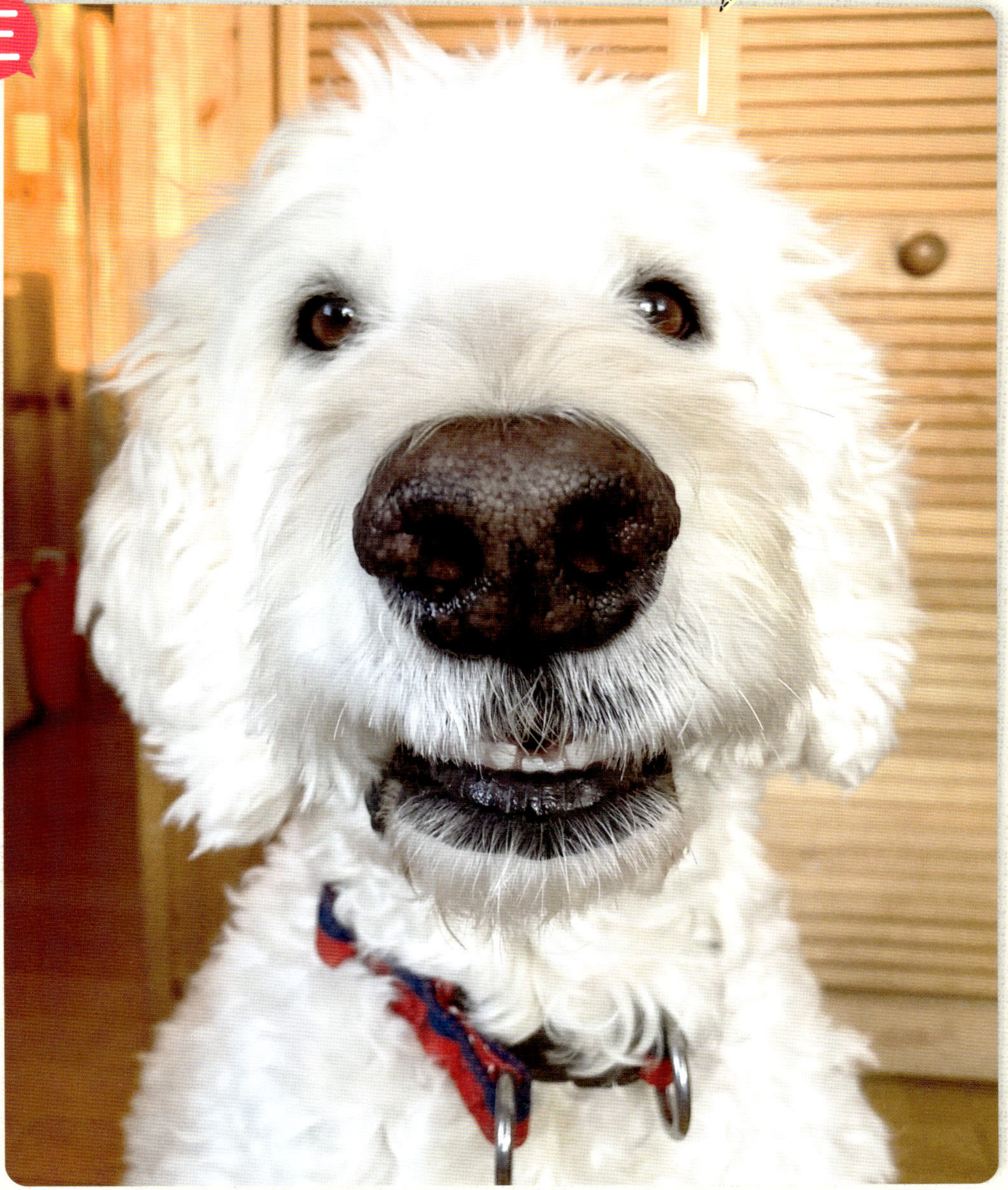

誤

まちがいは5つ。1分で探してわん。

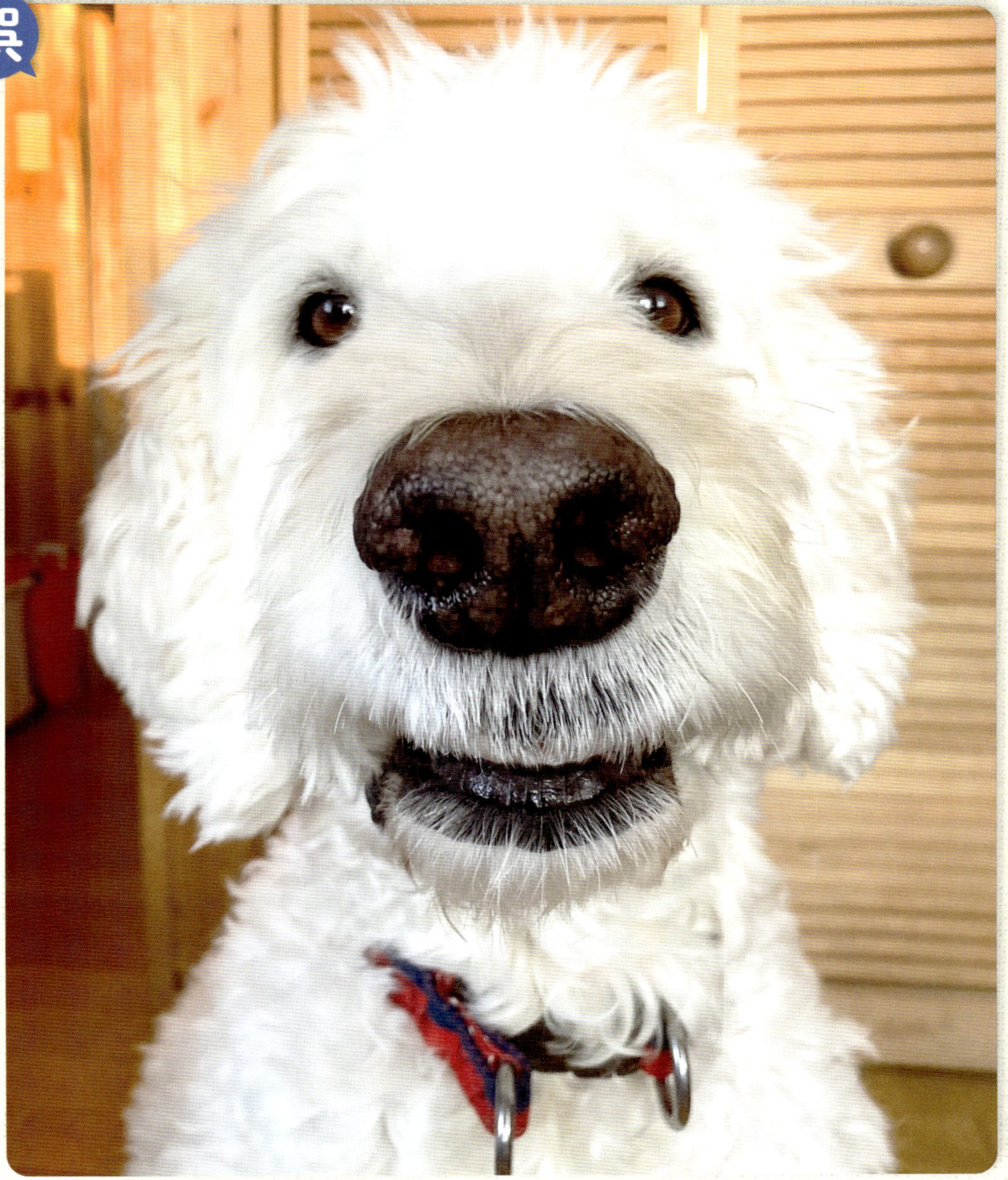

➡解答は66ページ

18 ハクション犬

お鼻に
お花がぁ〜〜

1分で見つけた数	個
全部見つけるまでの時間	分　秒

正

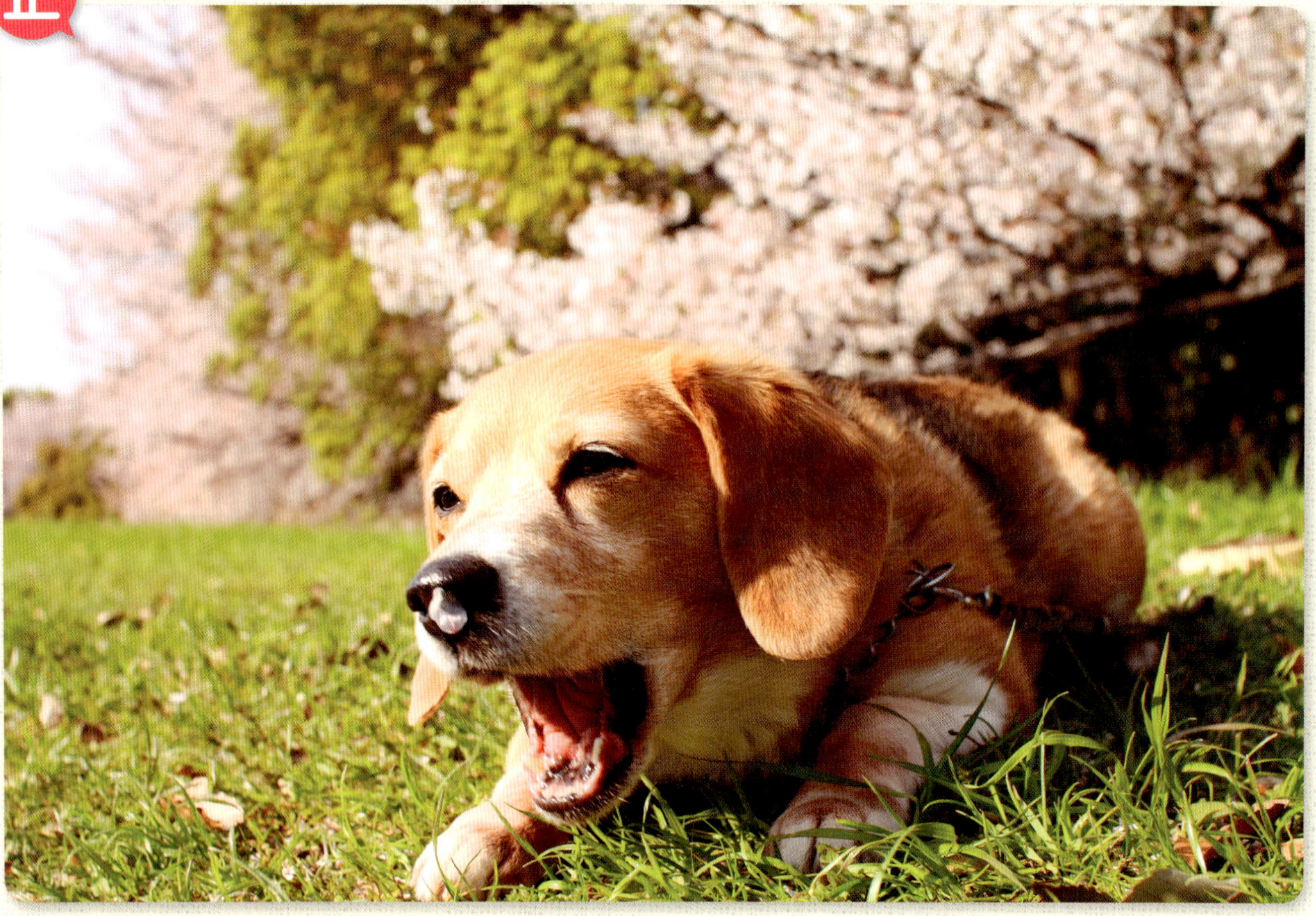

誤

まちがいは5つ。1分で探してわん。

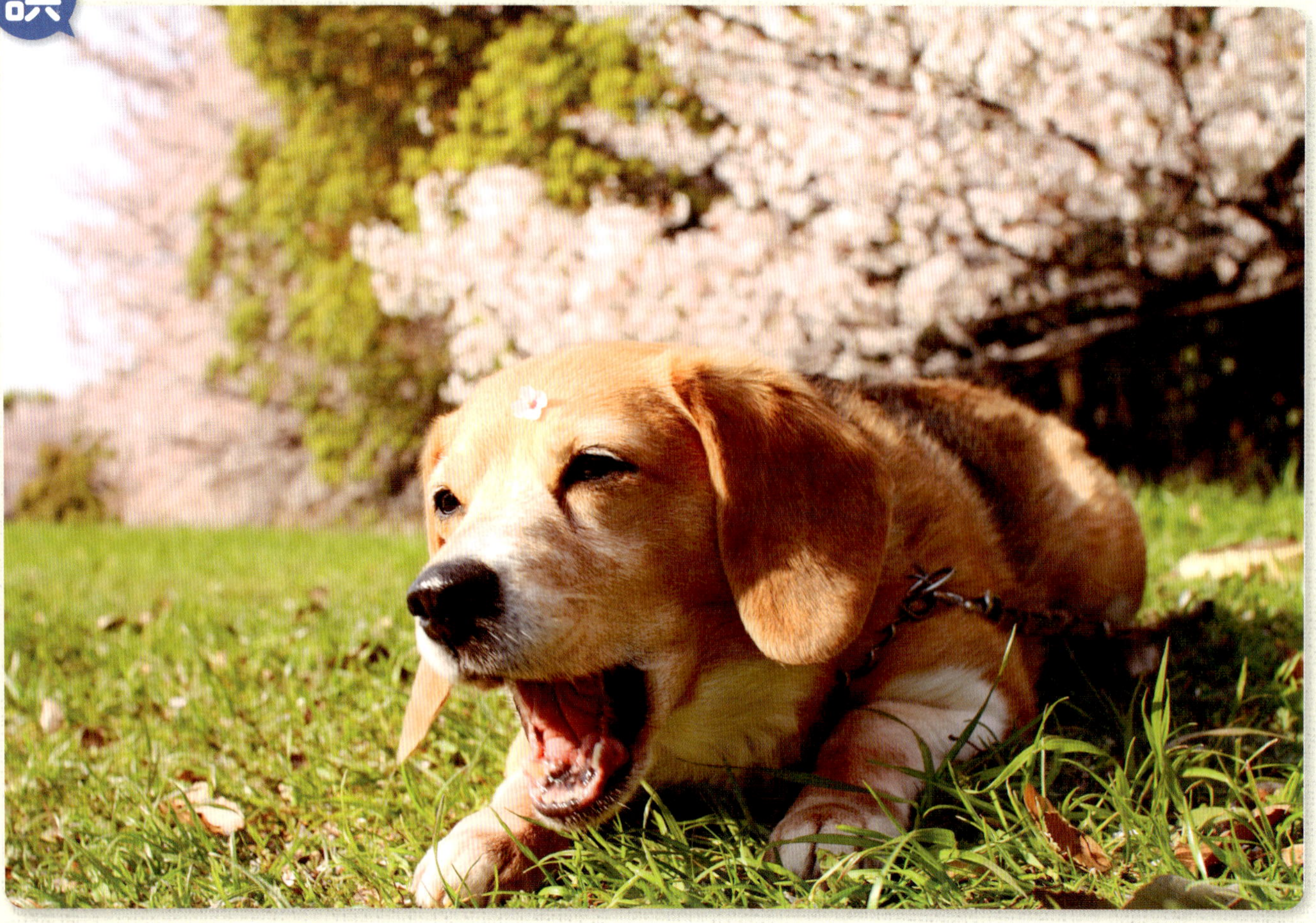

➡解答は66ページ

19 足音聞こえた犬

お姉ちゃんの
靴の音だ！
ダッシュ！

1分で見つけた数	個
全部見つけるまでの時間	分　秒

正

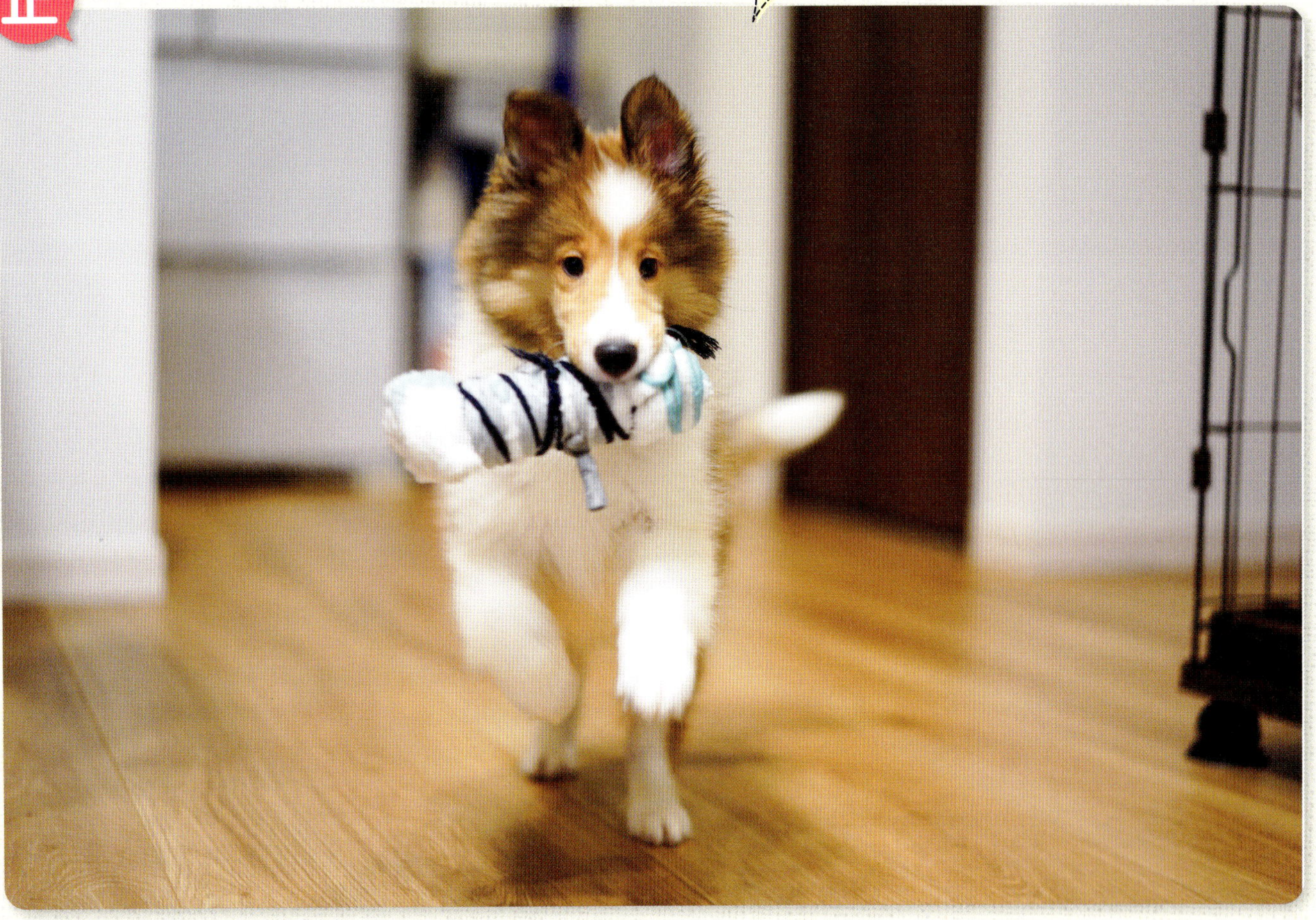

誤

まちがいは５つ。１分で探してわん。

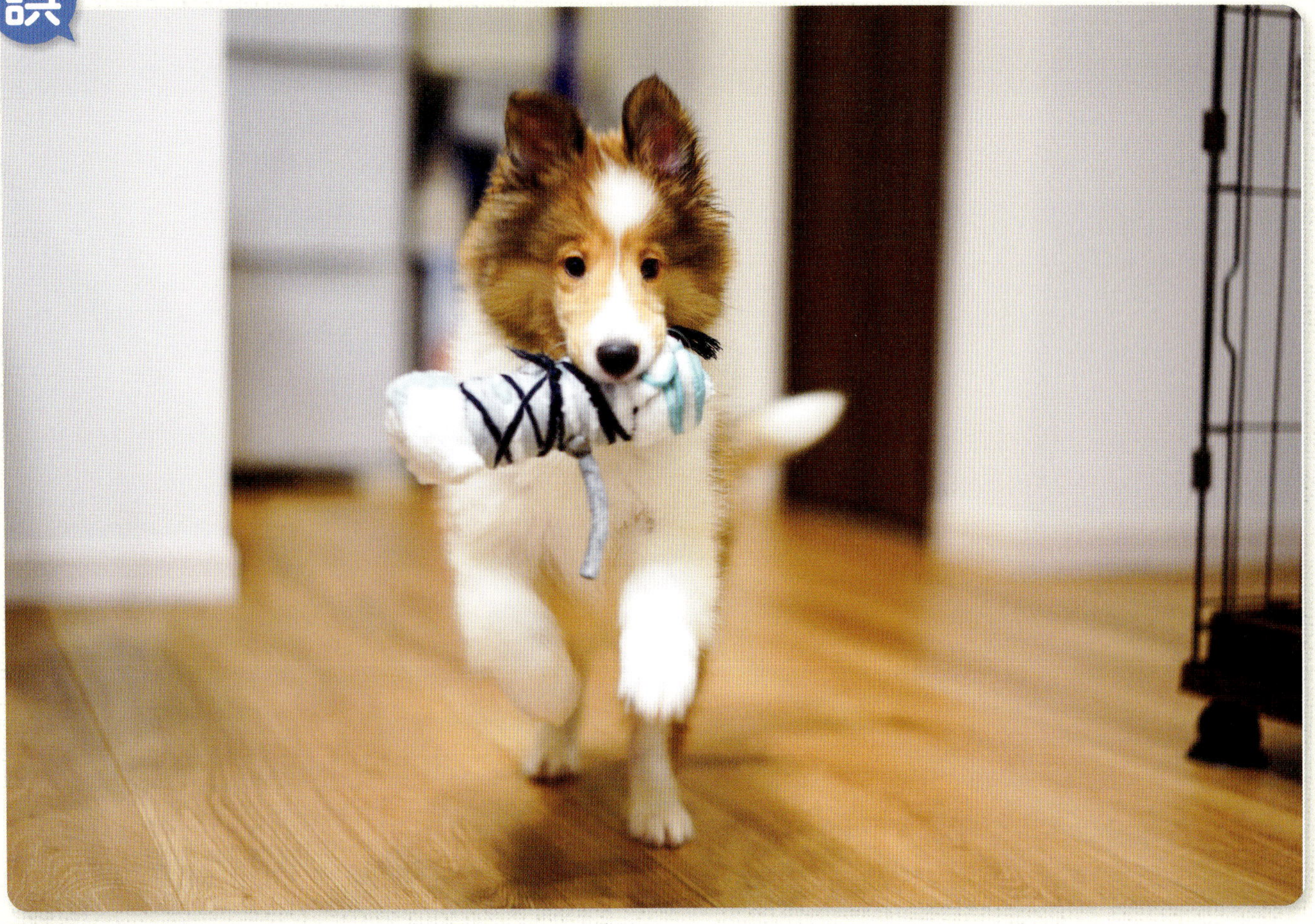

➡解答は66ページ

20 最高の犬

肉球見るー？

1分で見つけた数	個
全部見つけるまでの時間	分　秒

正

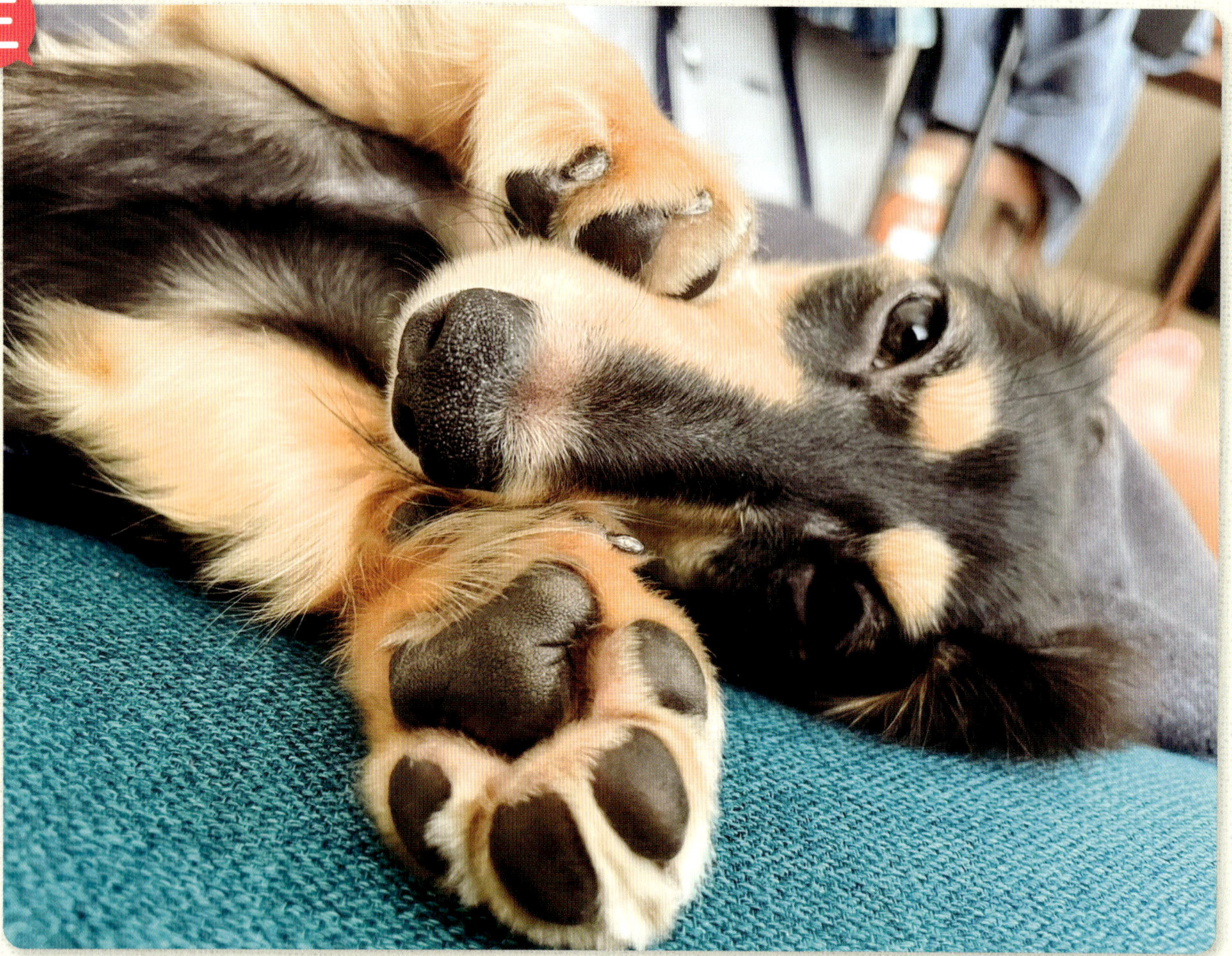

誤

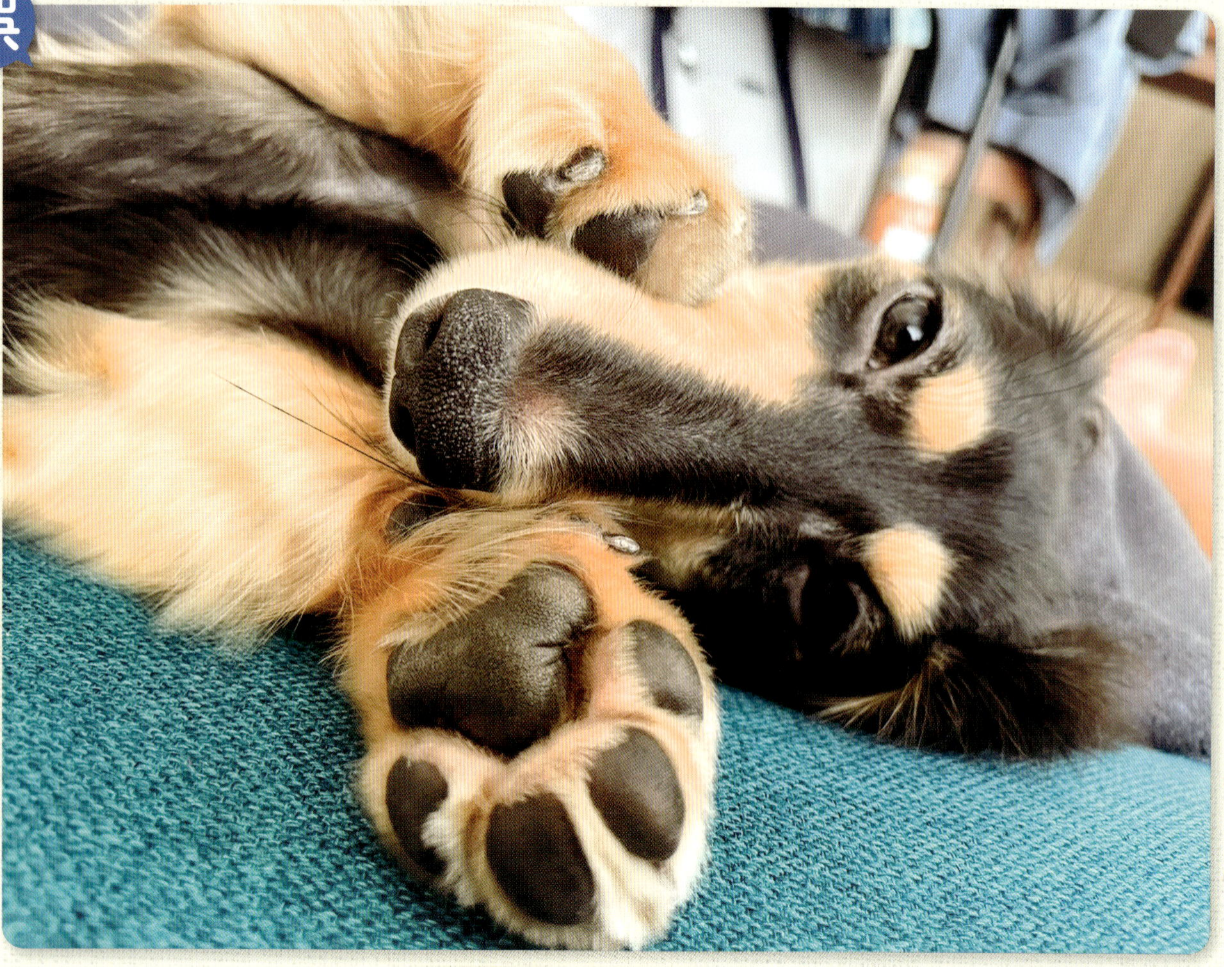

まちがいは5つ。1分で探してわん。

➡解答は66ページ

21 気づいた犬

（あの人、
ズボンのチャック開いてる…）

1分で見つけた数	個
全部見つけるまでの時間	分　秒

正

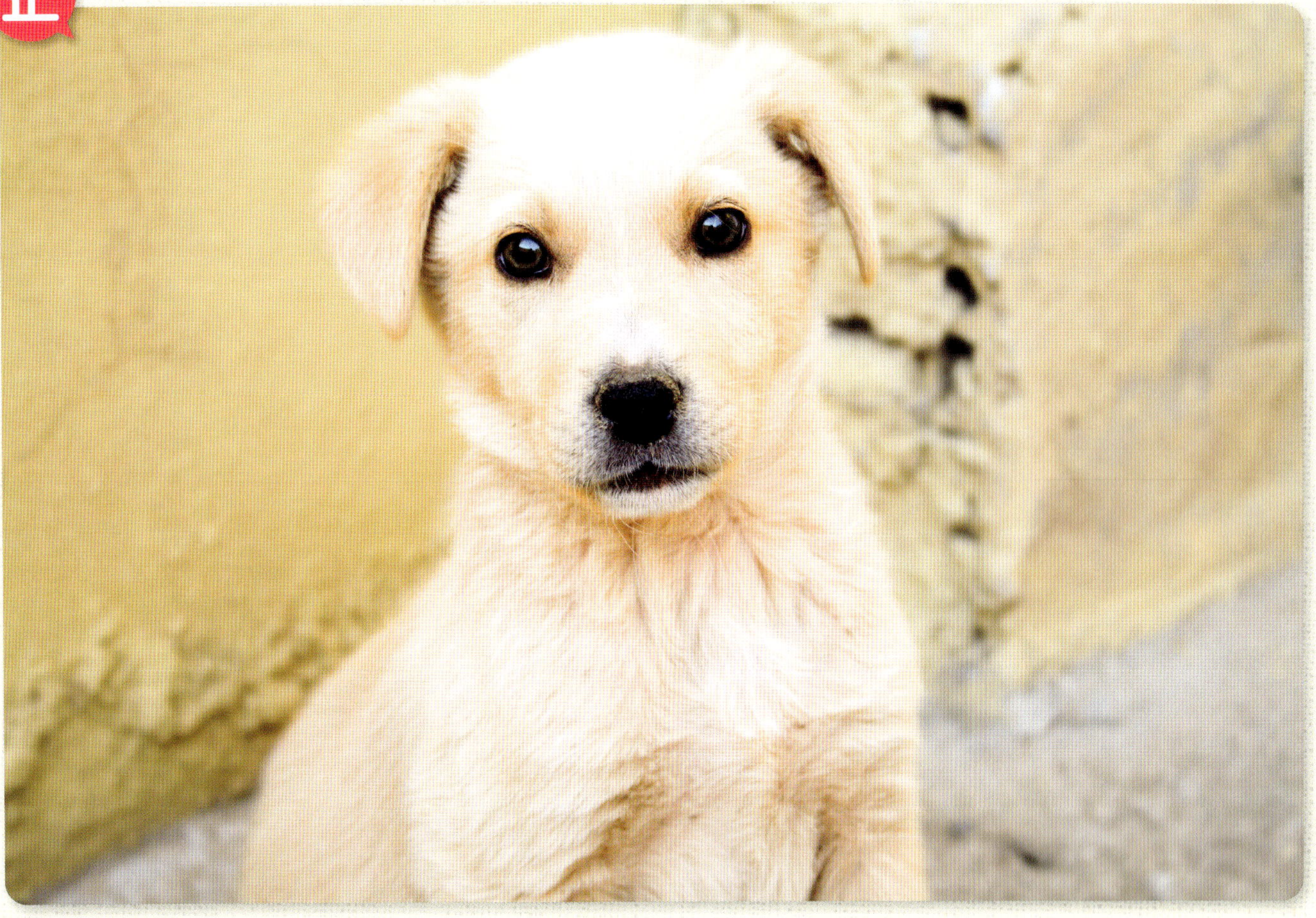

誤

まちがいは５つ。１分で探してわん。

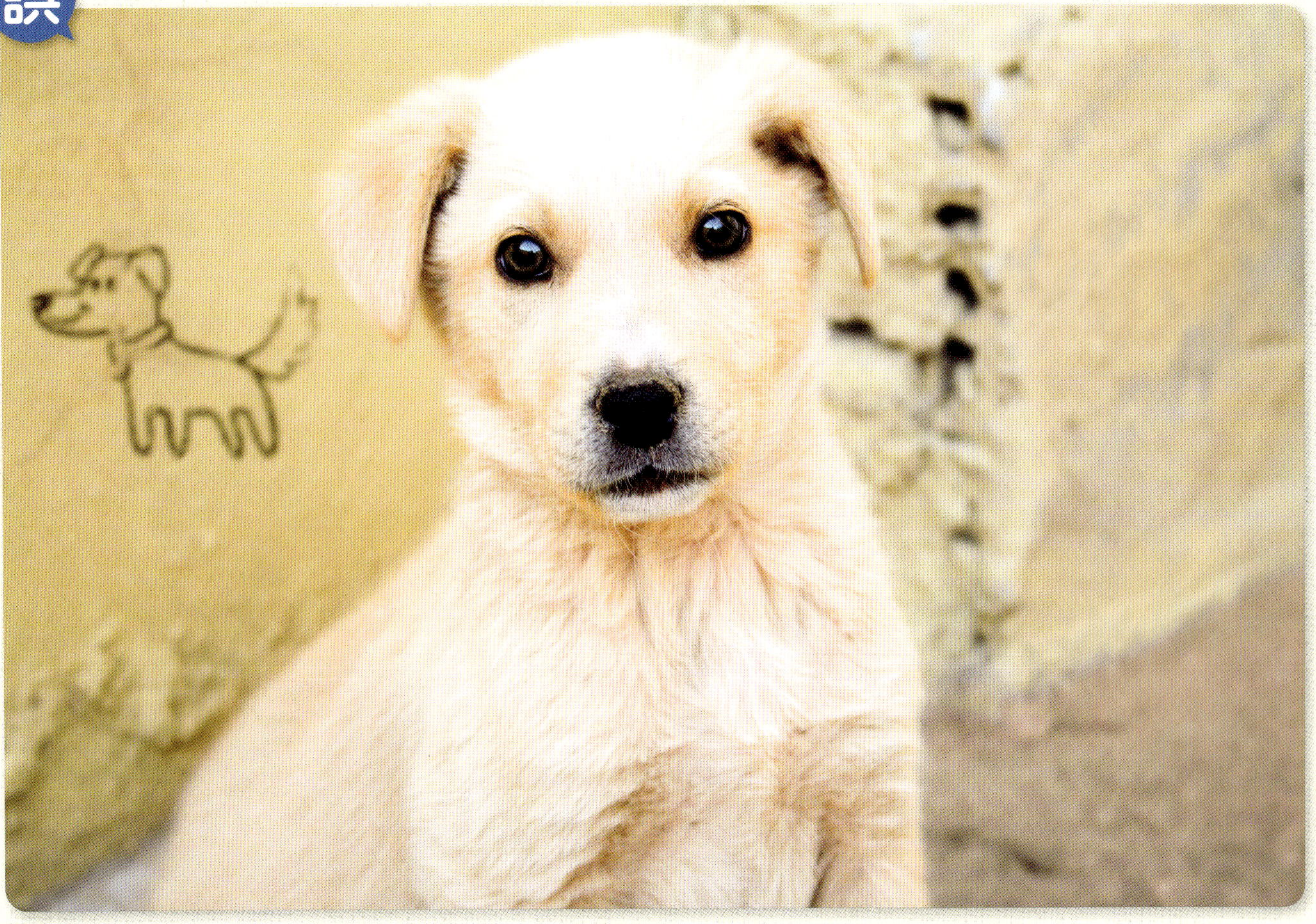

➡解答は66ページ

22 女将三姉妹犬

いらっしゃいませ〜

ましぇ

ませ〜〜

1分で見つけた数	個
全部見つけるまでの時間	分　秒

正

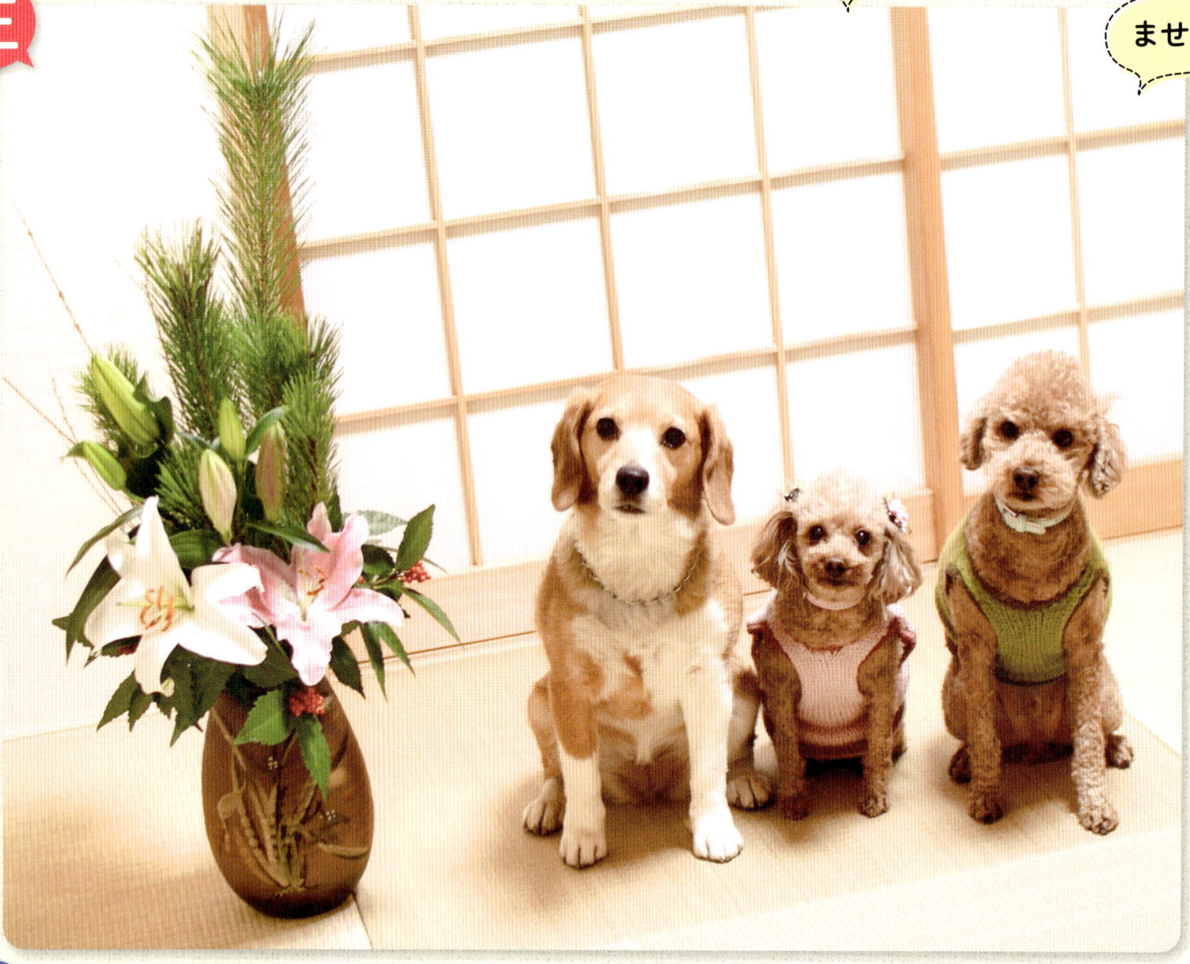

誤

まちがいは5つ。1分で探してわん。

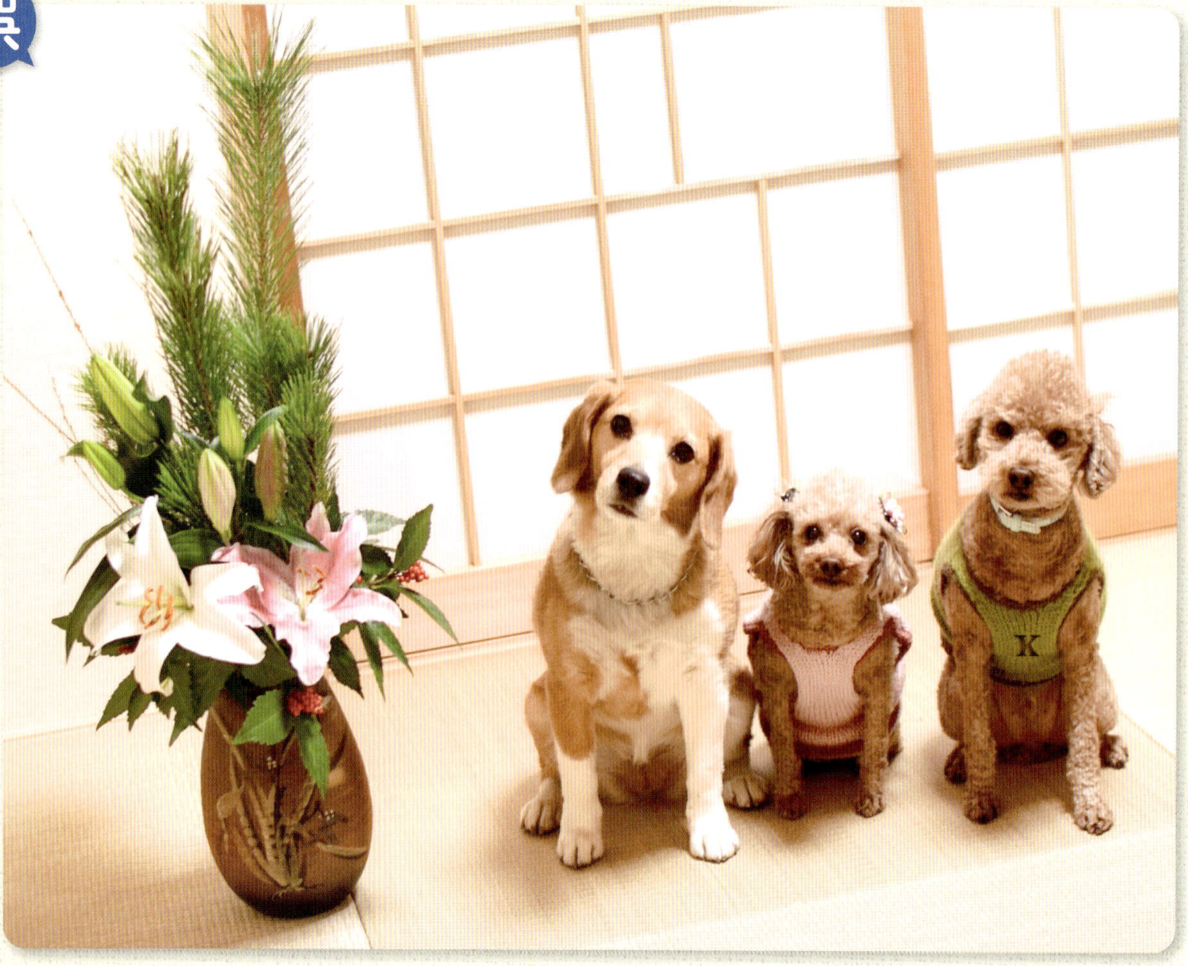

➡解答は66ページ

23 植物育成犬

将来は植物園を作ろうと思っています

1分で見つけた数		個
全部見つけるまでの時間	分	秒

正

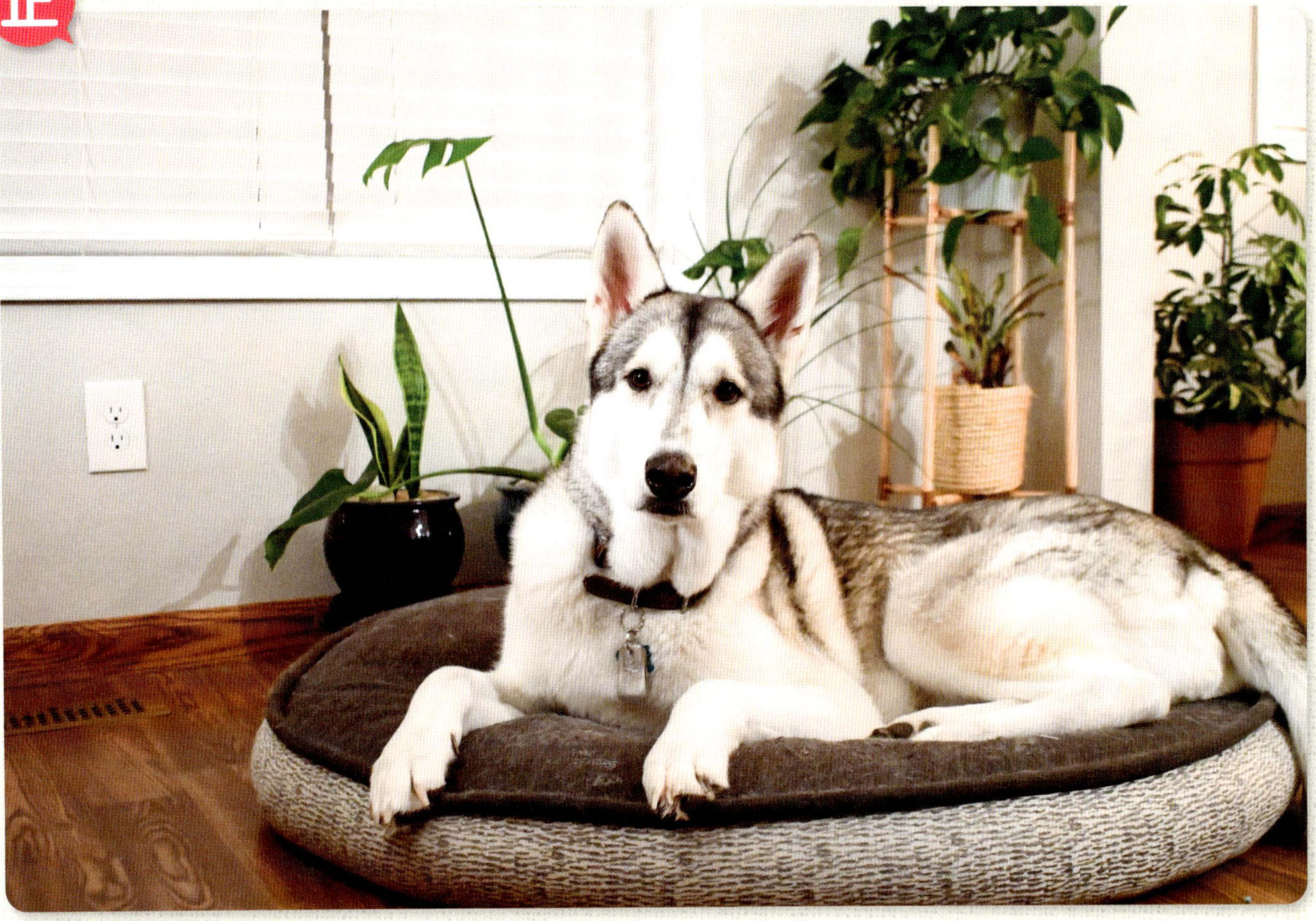

誤 まちがいは5つ。1分で探してわん。

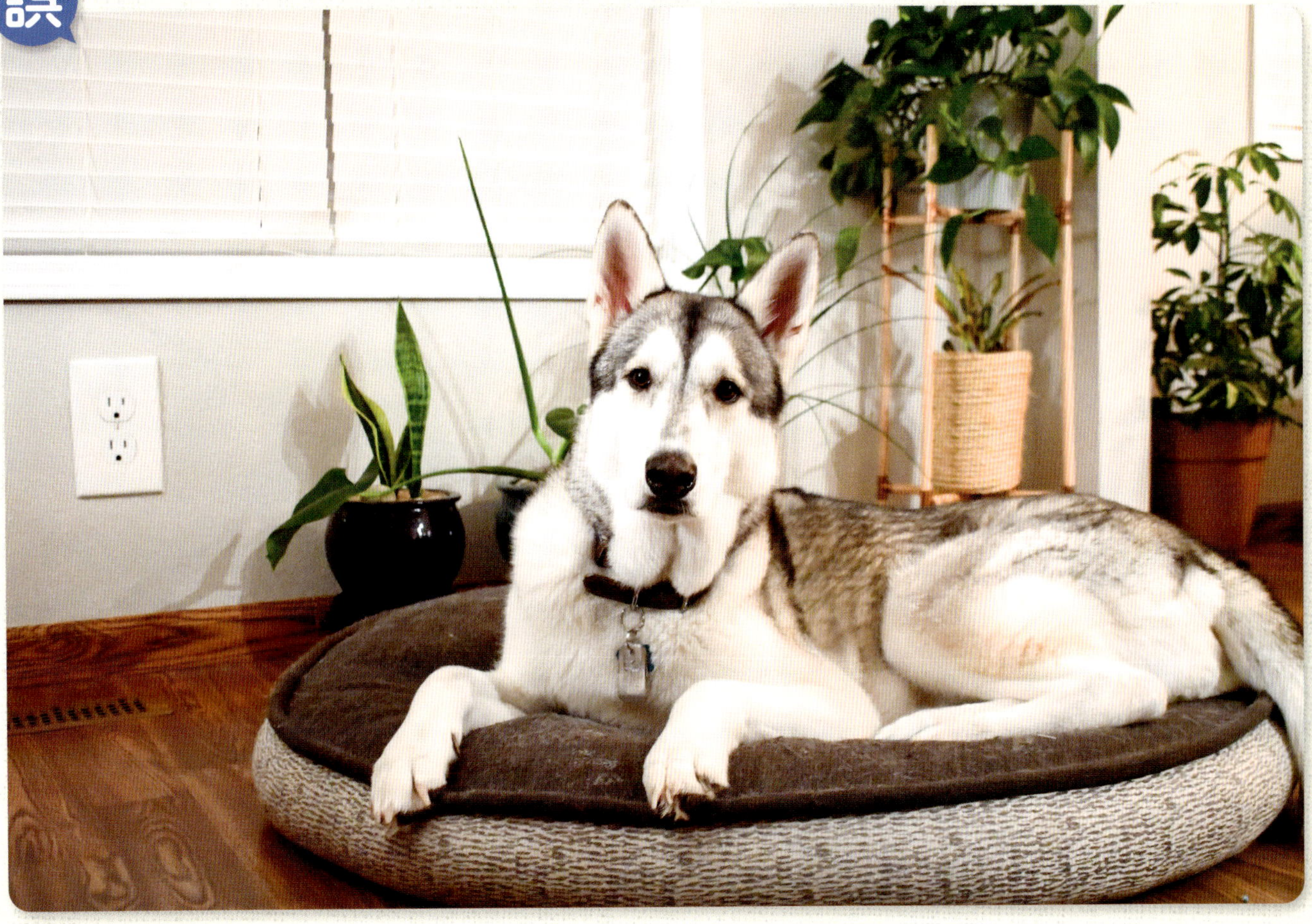

➡解答は67ページ

24 着席犬

そのおやつは当然
ボクのもあるよね!!

1分で見つけた数	個
全部見つけるまでの時間	分　秒

正

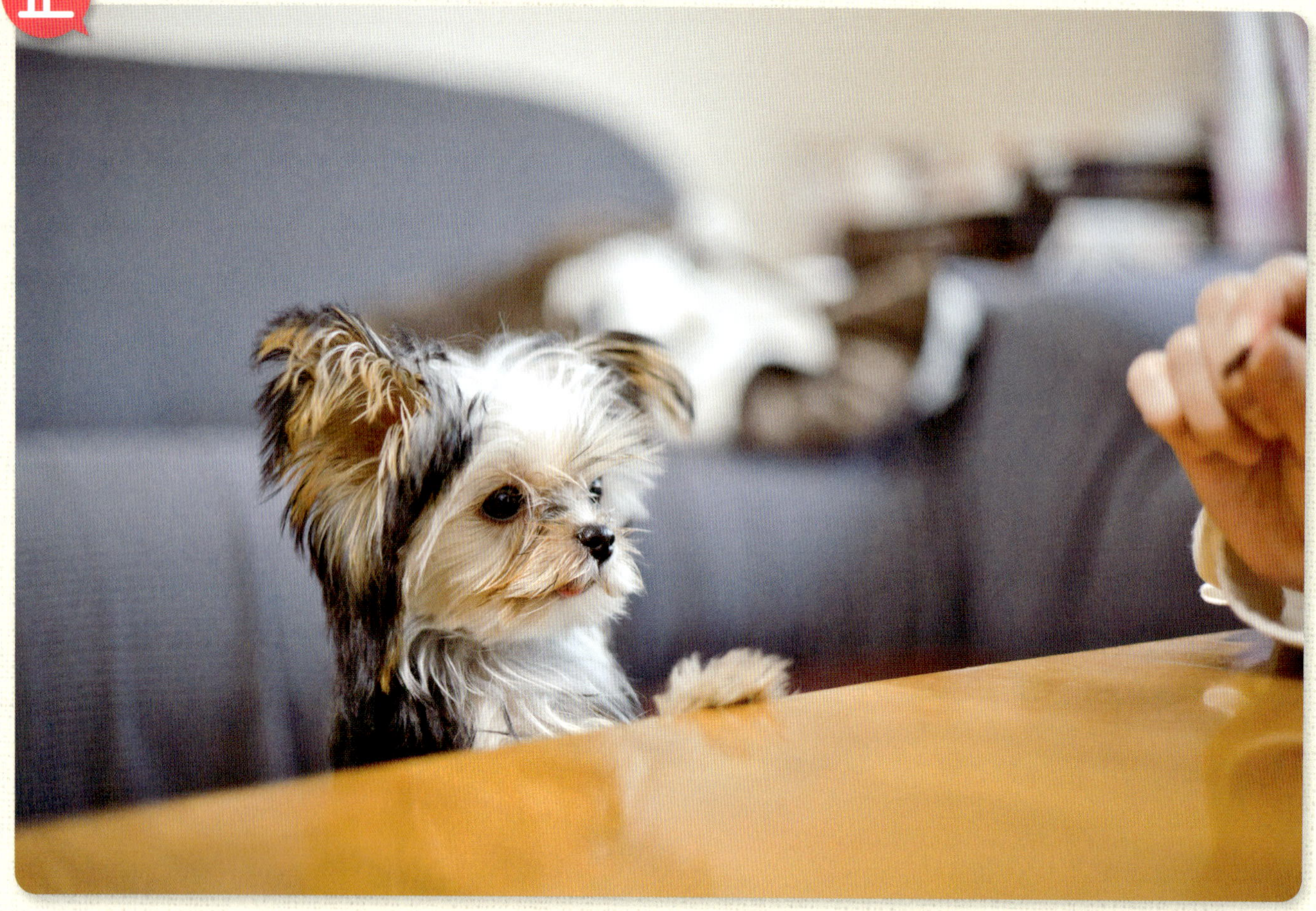

誤

まちがいは５つ。１分で探してわん。

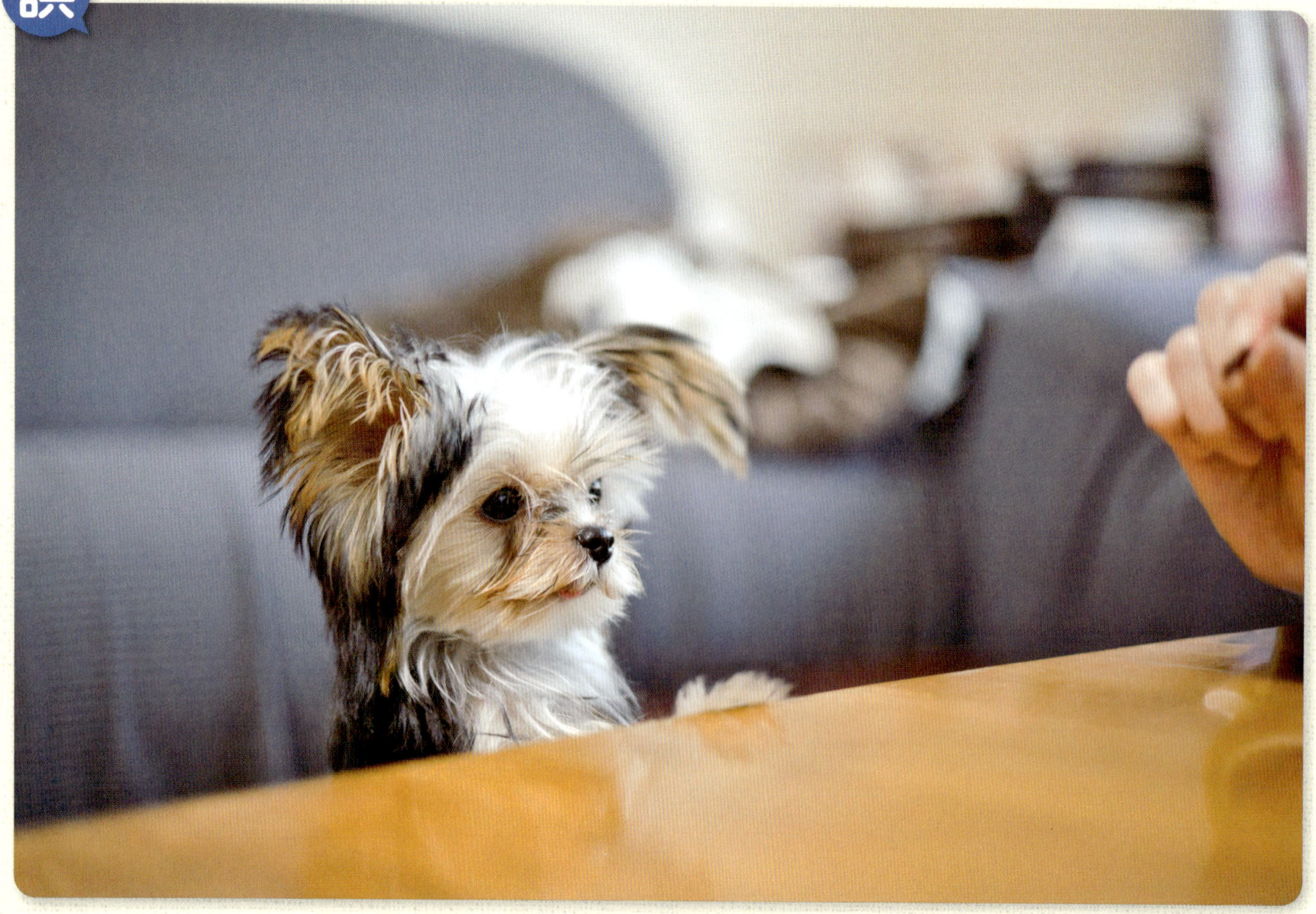

➡解答は67ページ

25 ゴルフのキャディさん犬

ファーーー

1分で見つけた数	個
全部見つけるまでの時間	分　秒

正

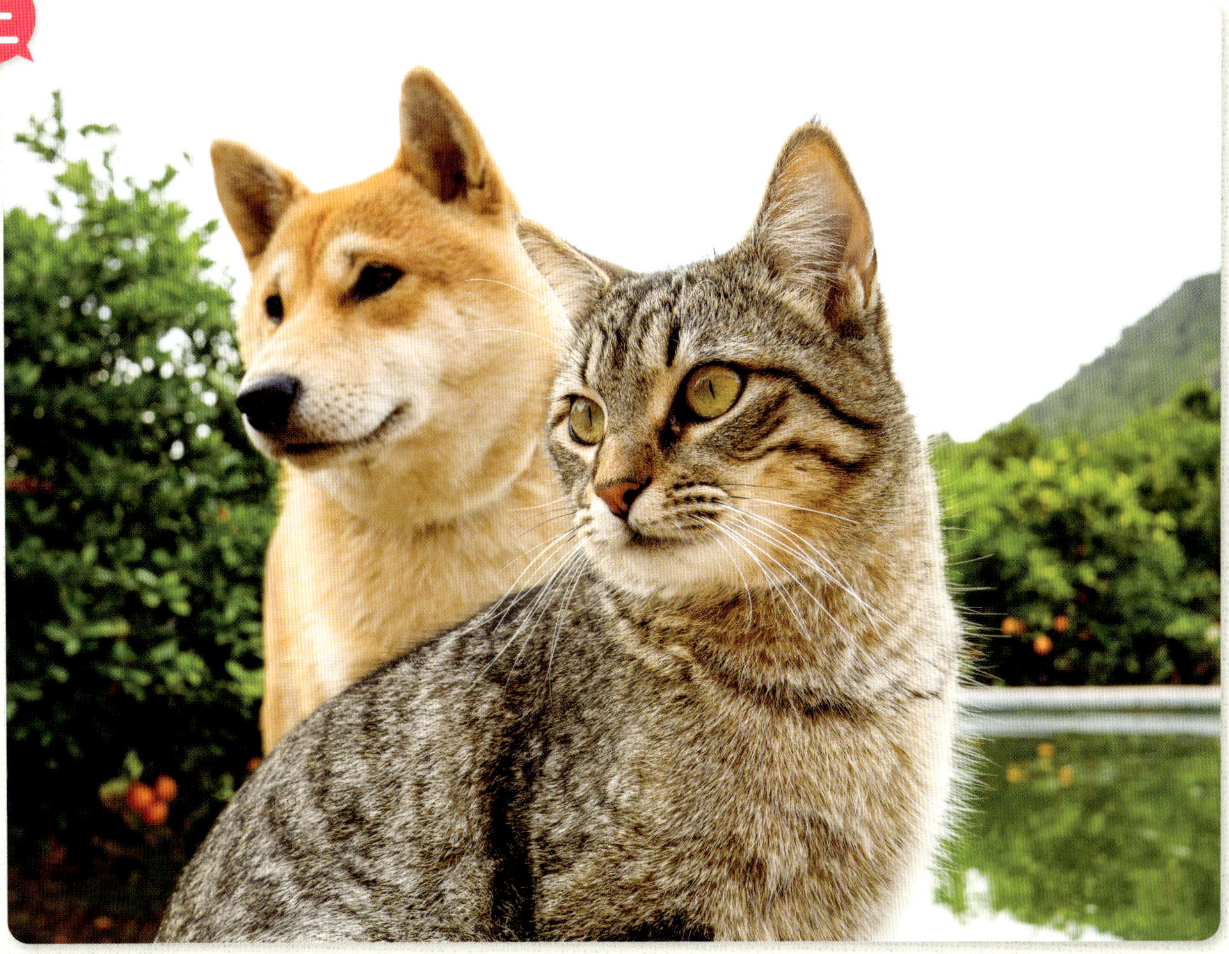

誤

まちがいは5つ。1分で探してわん。

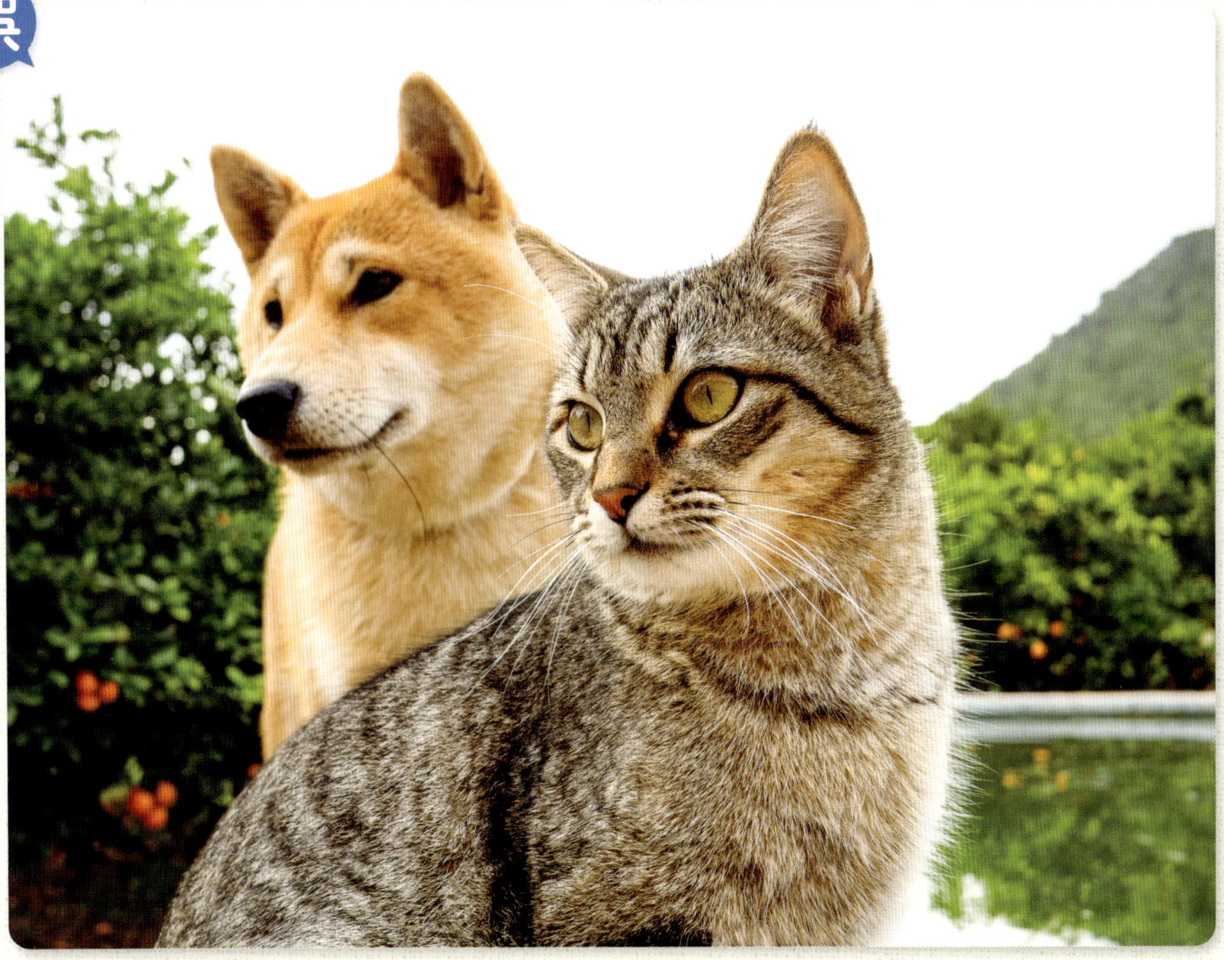

➡解答は67ページ

26 わんぱく犬

今日はいっぱい
遊ぶぞー！

1分で見つけた数	個	
全部見つけるまでの時間	分	秒

正

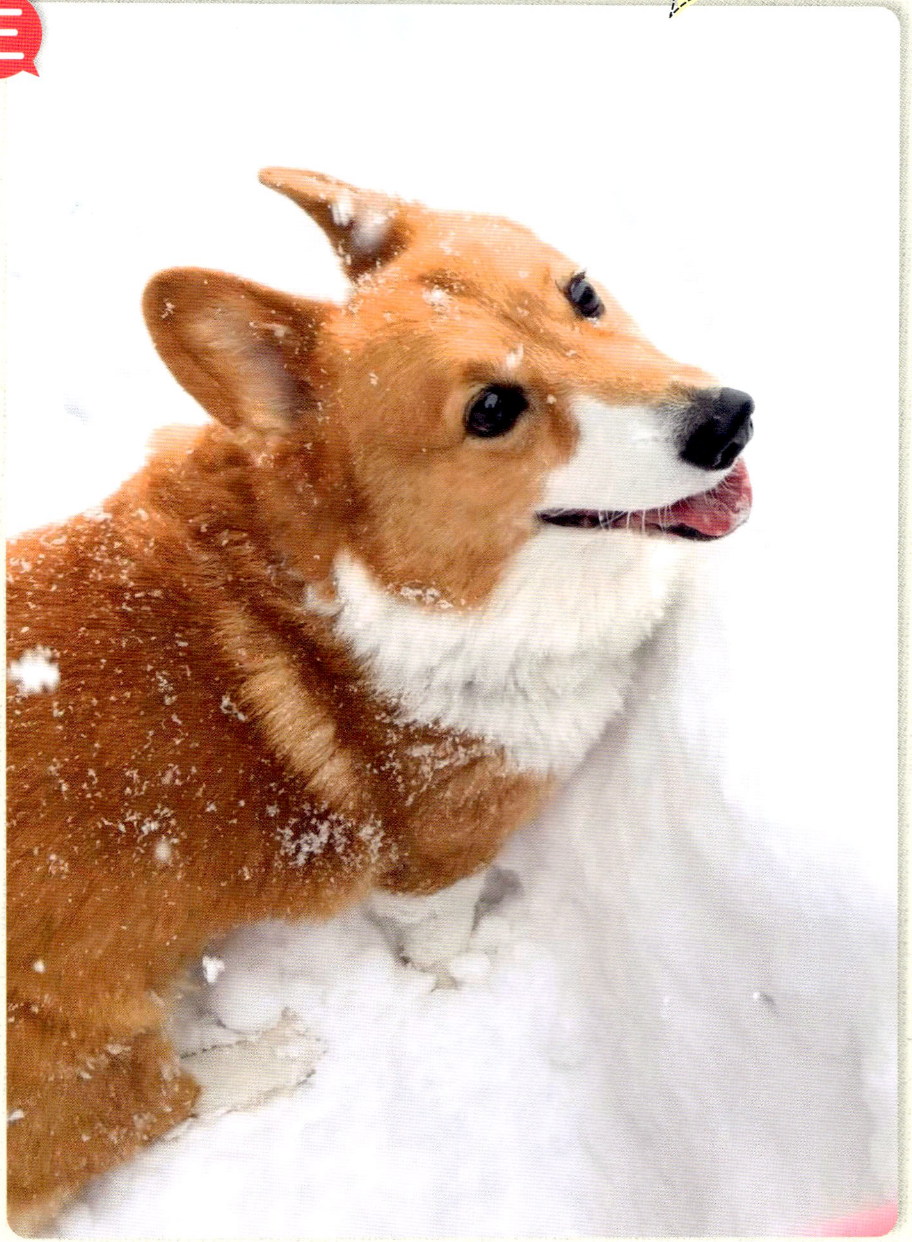

誤

まちがいは5つ。1分で探してわん。

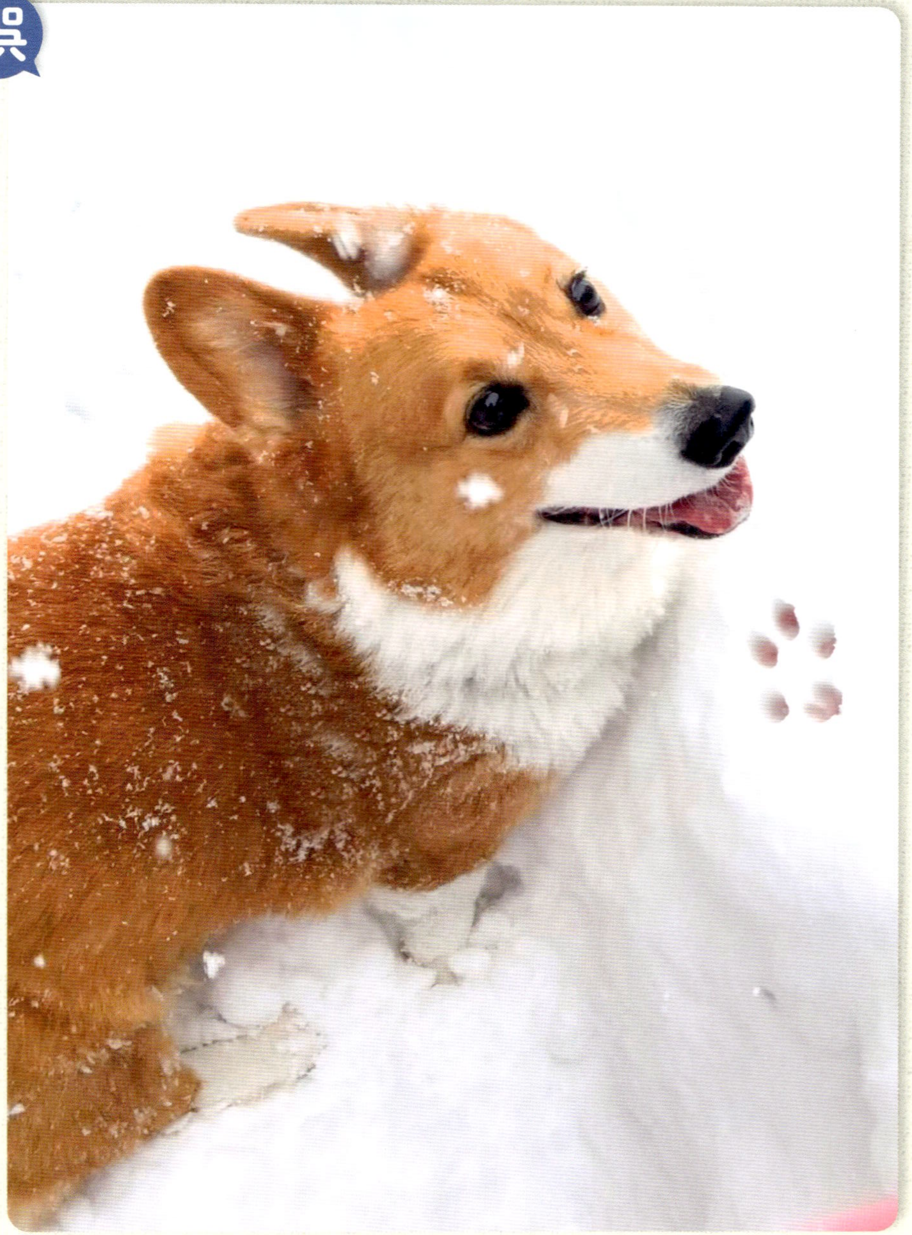

秋田県／佐藤さんちのモコくん

➡解答は67ページ

27 オカン犬

こら、テレビは
離れてみなさい

正

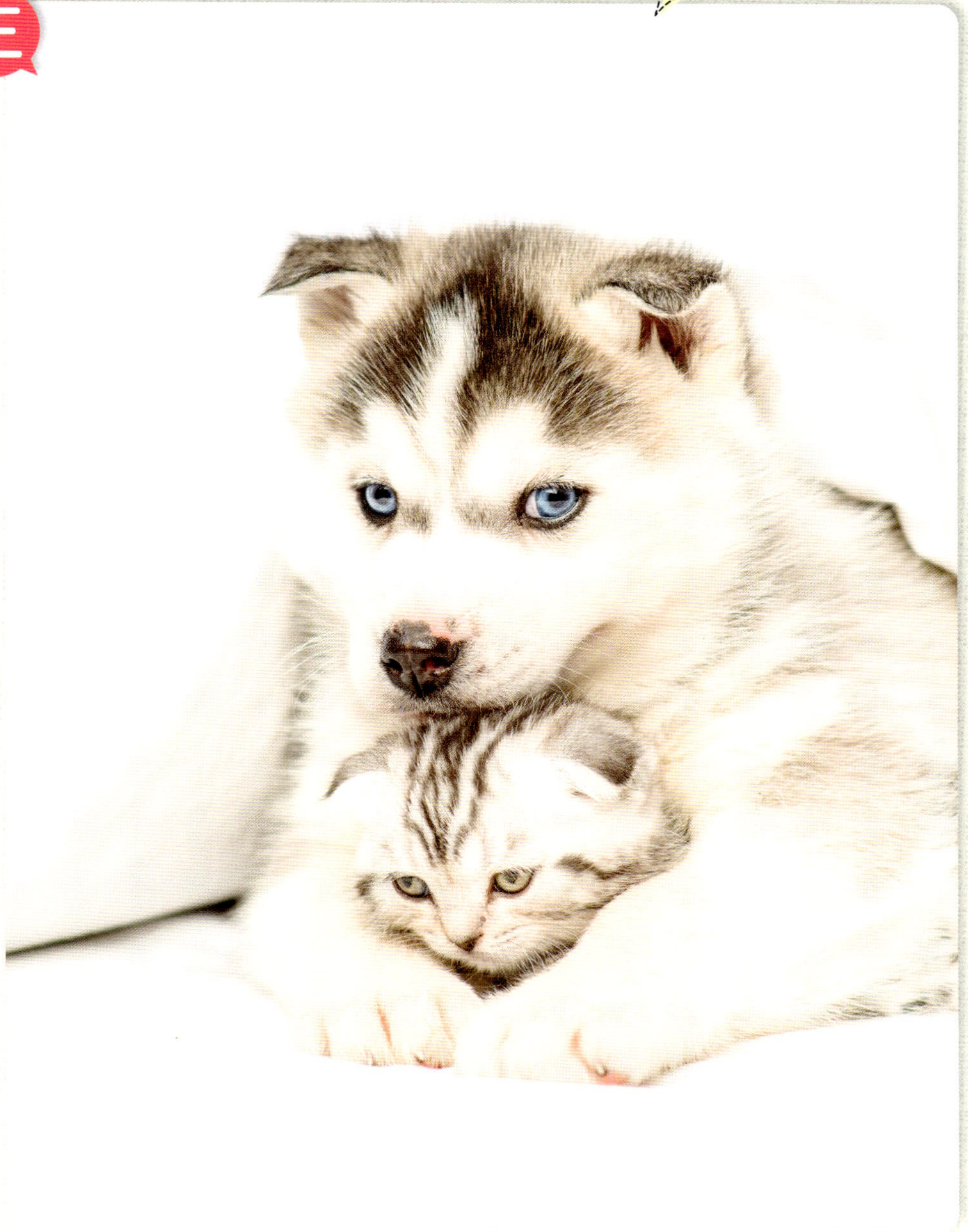

誤

まちがいは5つ。1分で探してわん。

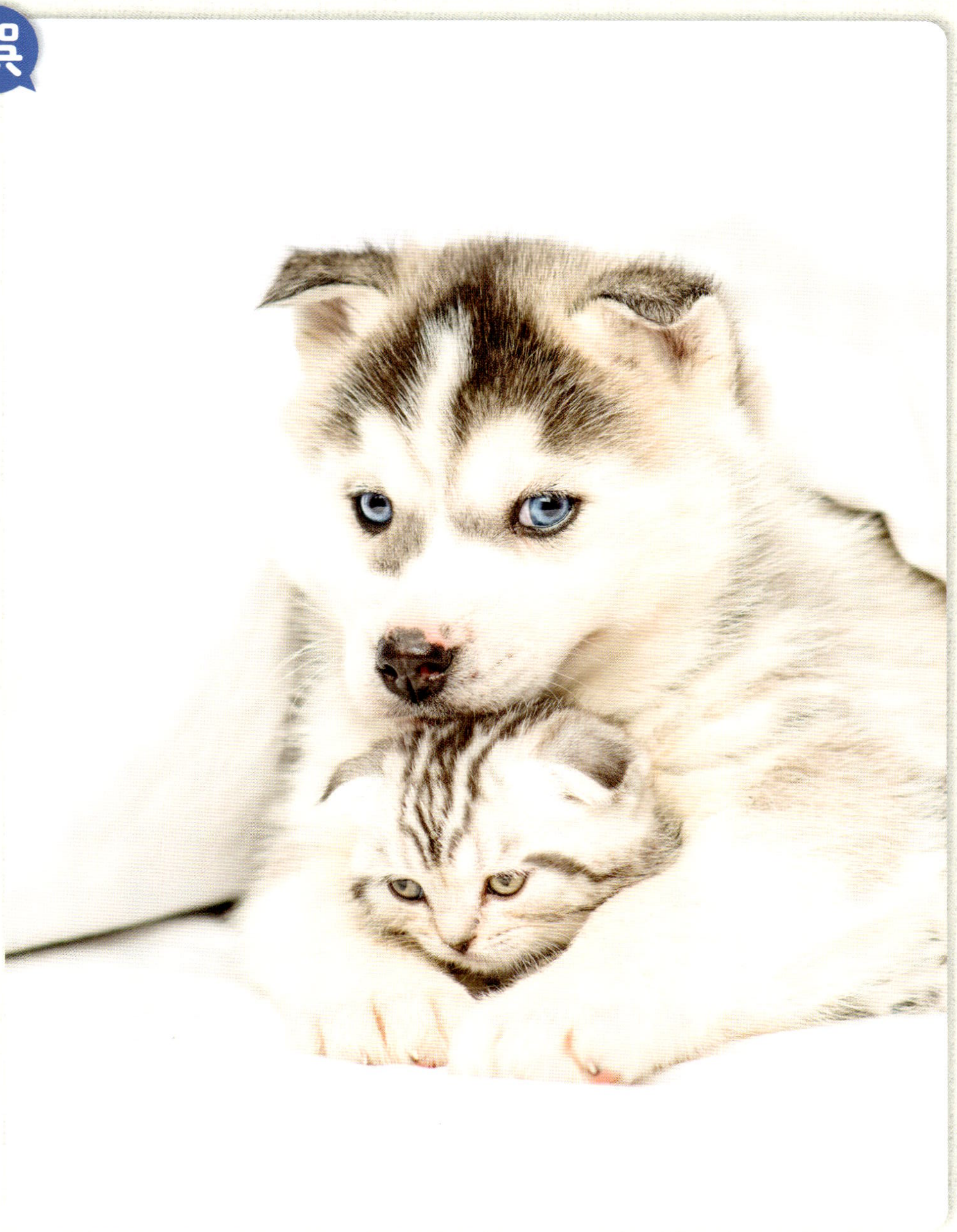

1分で見つけた数	個
全部見つけるまでの時間	分　秒

➡解答は67ページ

28 ご近所犬

1分で見つけた数	個
全部見つけるまでの時間	分　秒

正

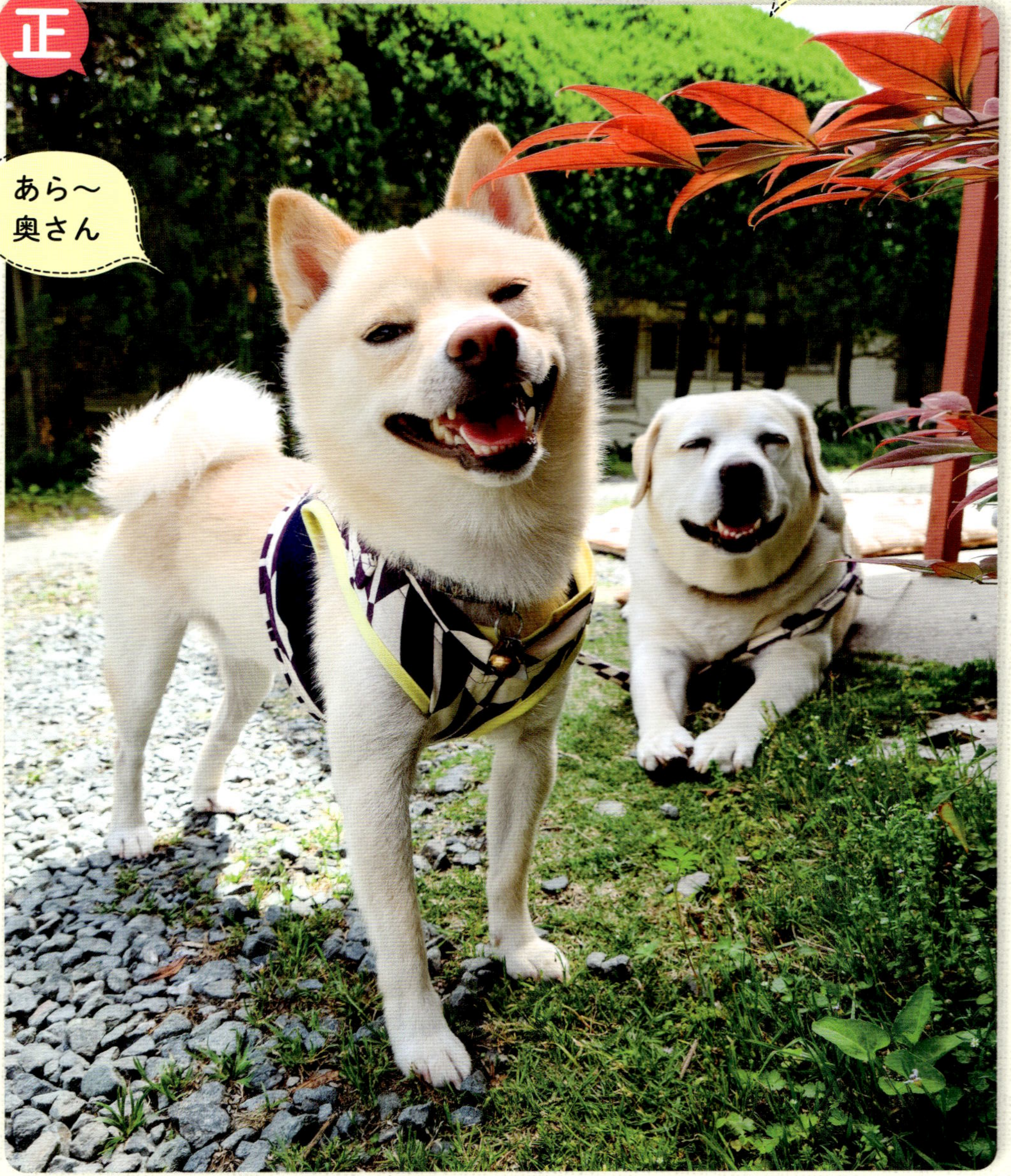

熊本県／まんちゃんちのわさびくん（前）、まるちゃん（奥）

まちがいは5つ。1分で探してわん。

誤

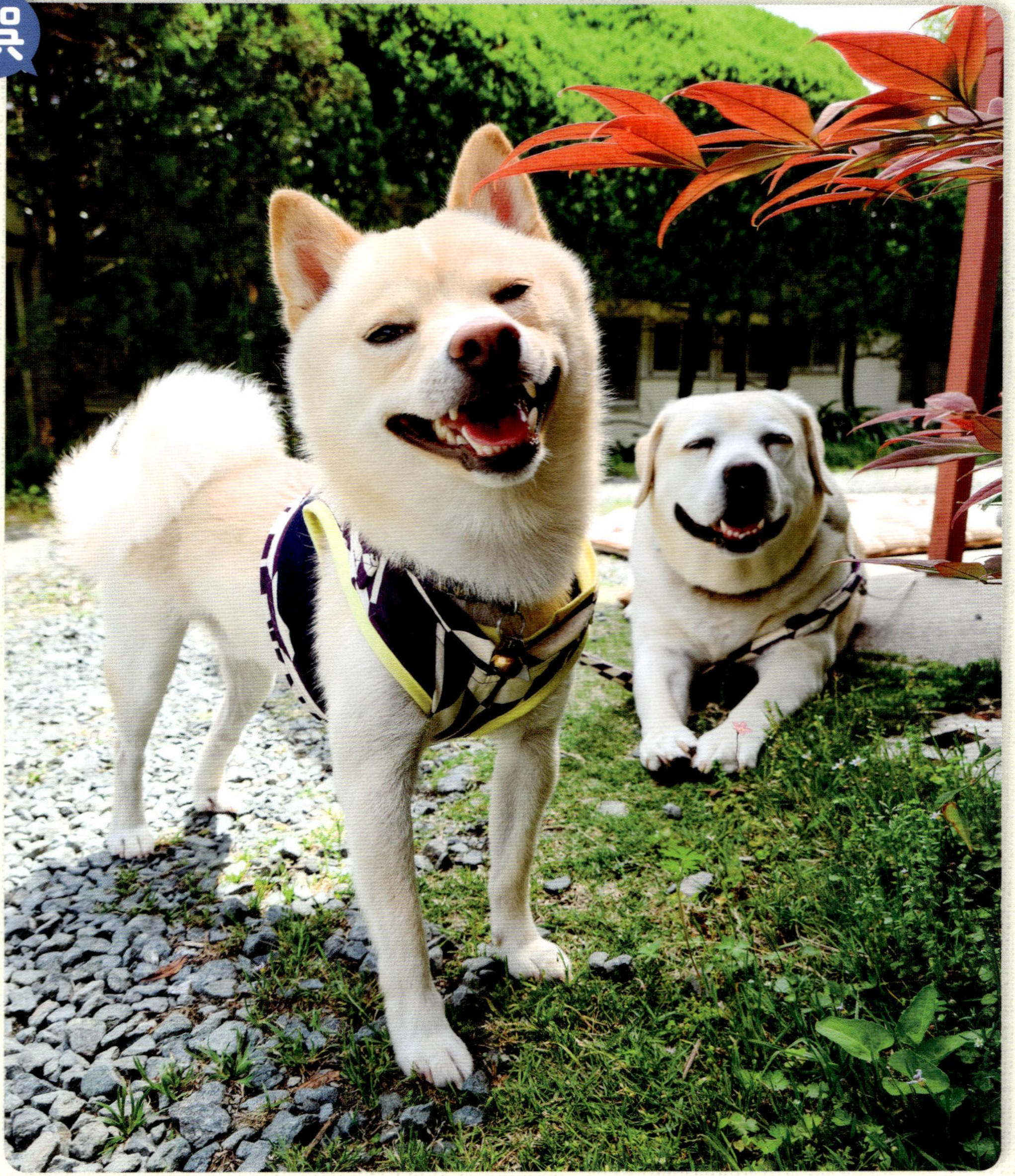

➡解答は67ページ

29 エヘヘ犬

だっこしてもらった〜。
いいでしょ

1分で見つけた数	個
全部見つけるまでの時間	分　秒

正

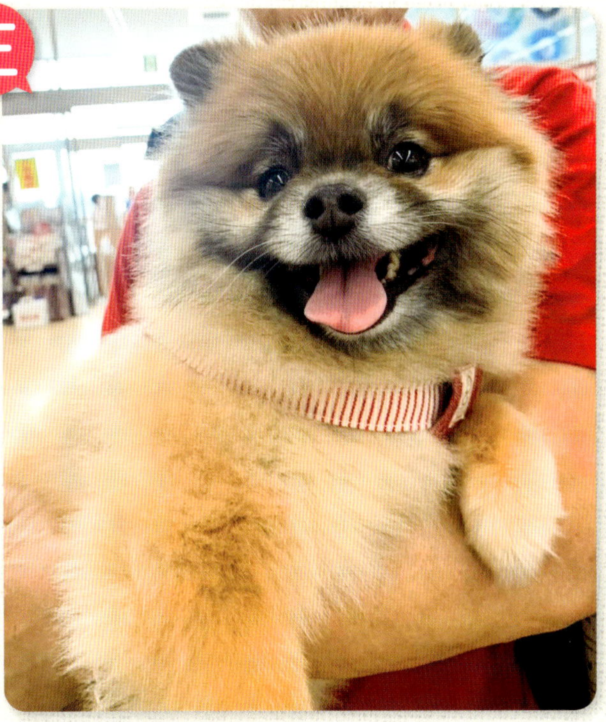

誤

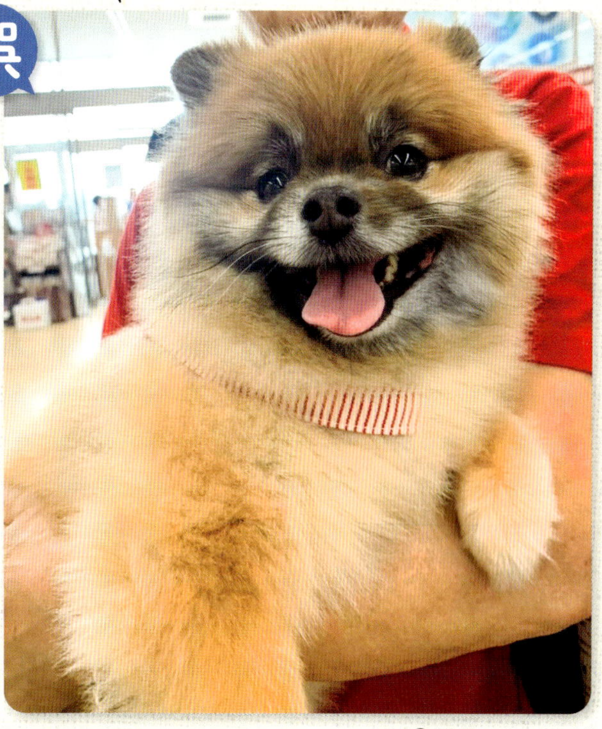

まちがいは5つ。1分で探してわん。

宮城県／生田千恵さんちのリコちゃん

➡解答は67ページ

30 誕生日うれしい犬

いっぱい写真
撮って〜

1分で見つけた数	個
全部見つけるまでの時間	分　秒

正

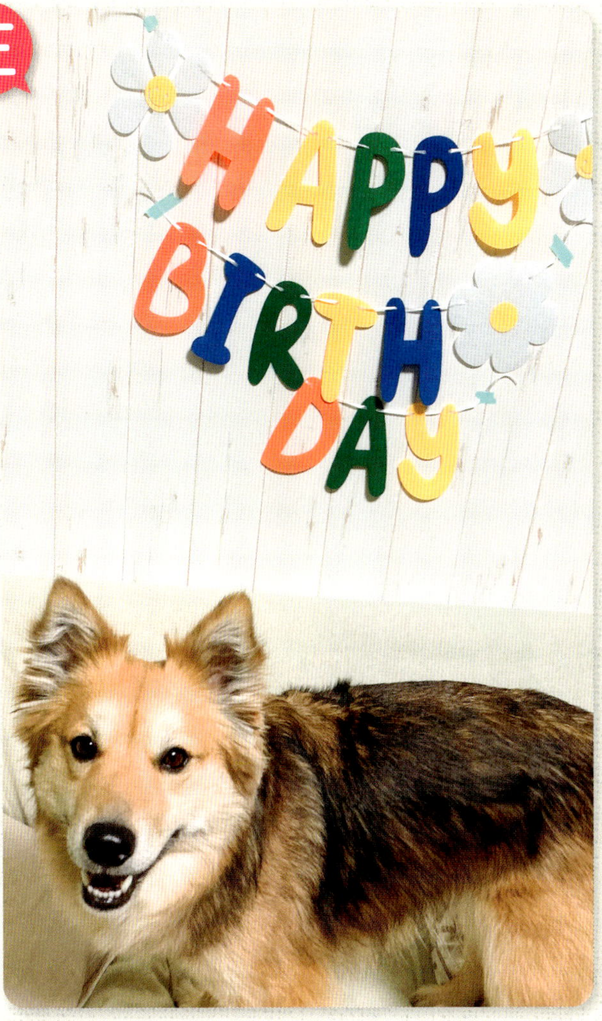

誤

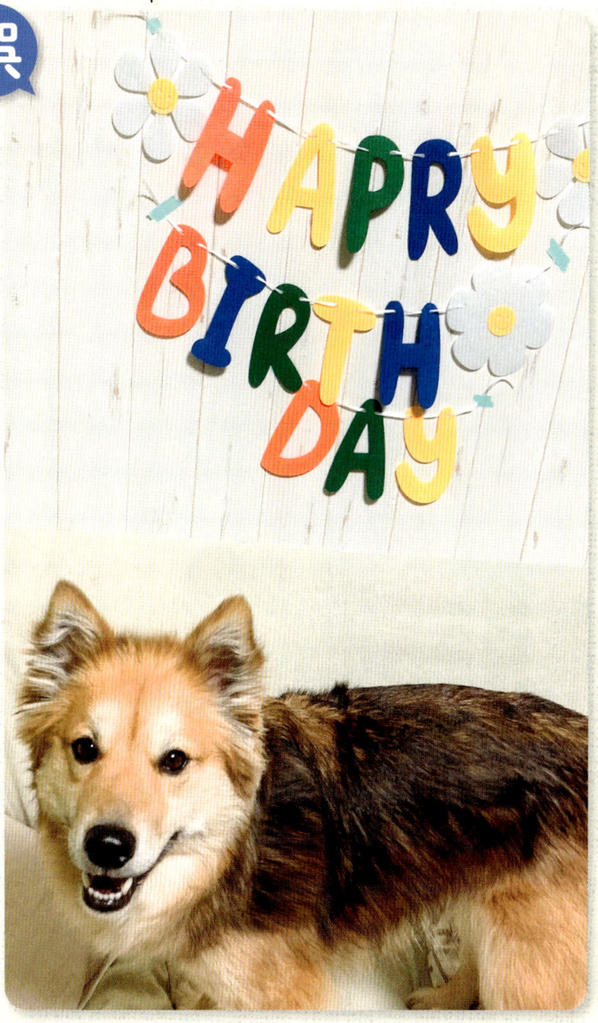

まちがいは5つ。1分で探してわん。

北海道／ゆかさんちのペコちゃん

➡解答は68ページ

31 お留守番まえ犬

すぐ
帰ってきてね

1分で見つけた数	個
全部見つけるまでの時間	分　秒

正

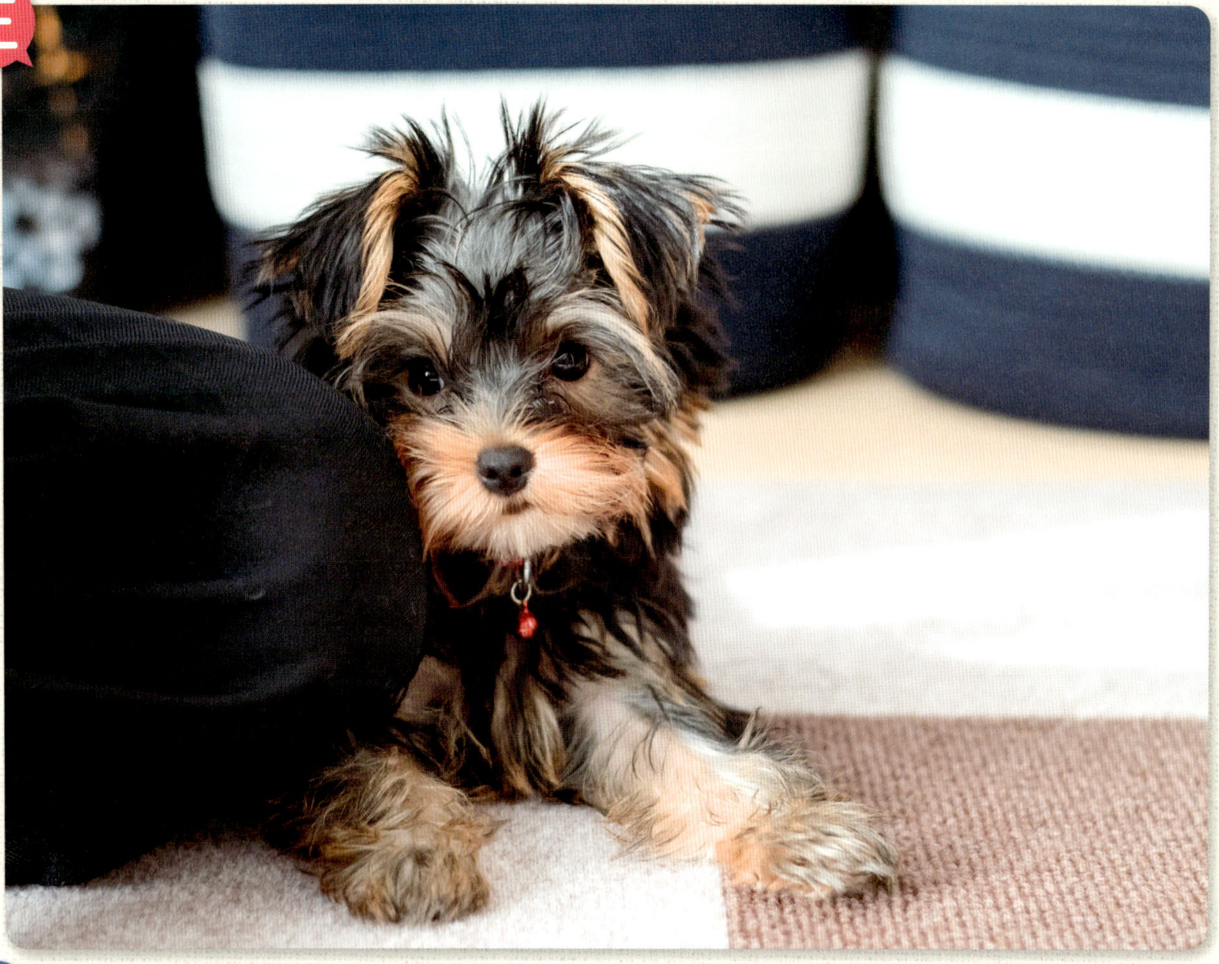

誤

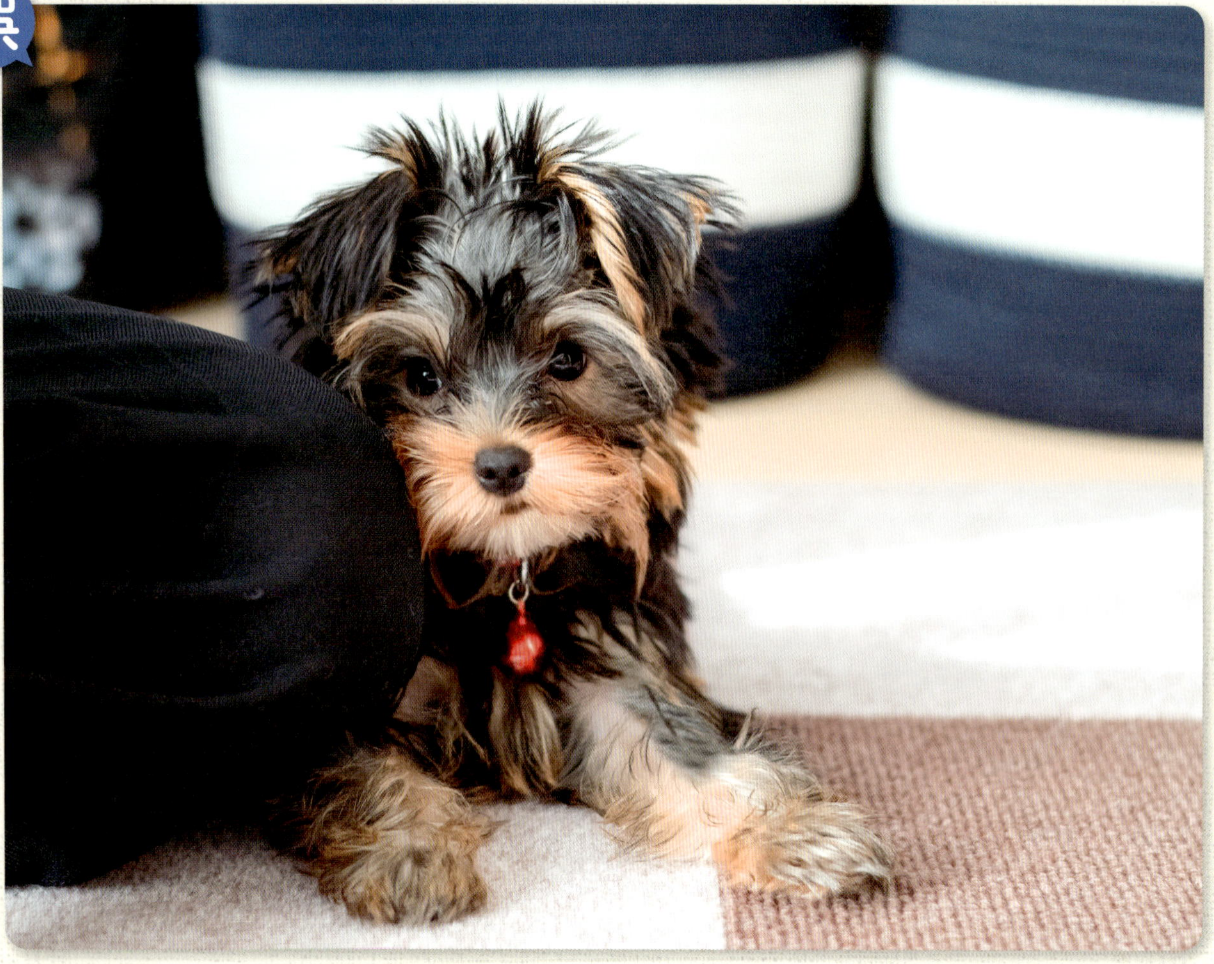

まちがいは5つ。1分で探してわん。

➡解答は68ページ

32 わかる母犬

このにおい…。
またおばあちゃんに
おやつもらったわね

1分で見つけた数	個
全部見つけるまでの時間	分　秒

正

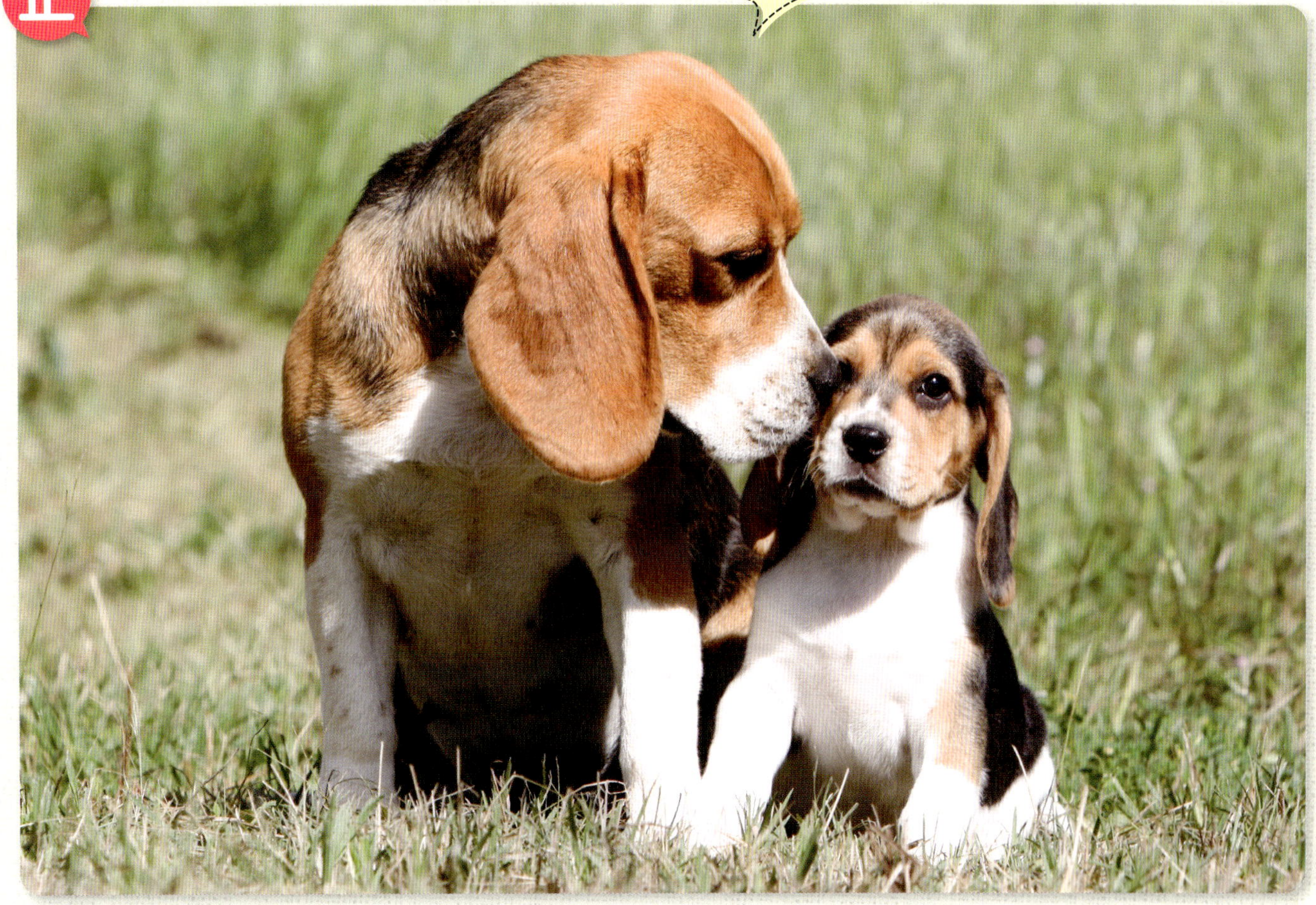

誤　まちがいは５つ。１分で探してわん。

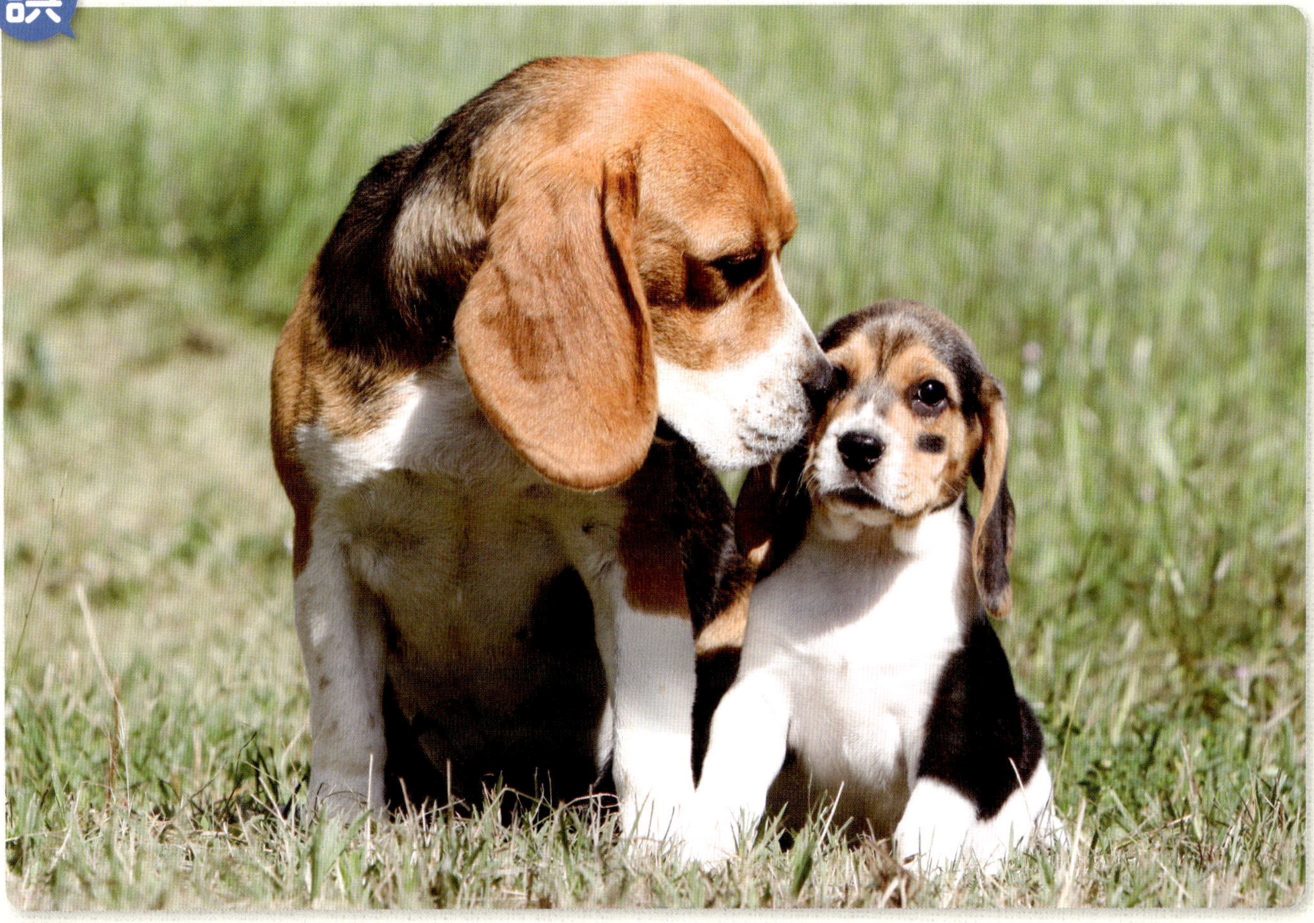

➡解答は68ページ

33 親睦犬

あなたが
ドッグフードの社長さん？
お会いできて光栄です

1分で見つけた数	個
全部見つけるまでの時間	分　秒

正

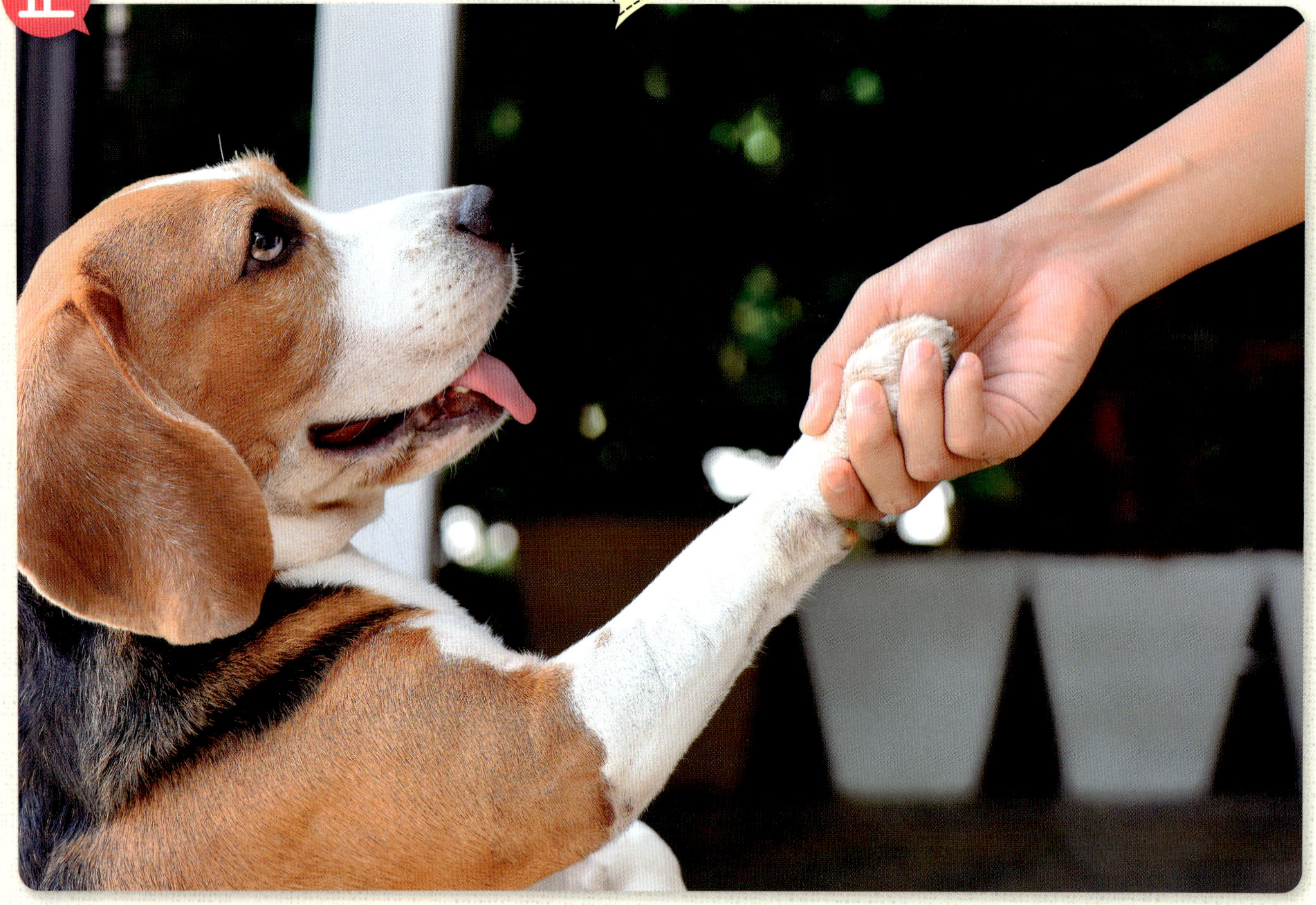

誤

まちがいは５つ。１分で探してわん。

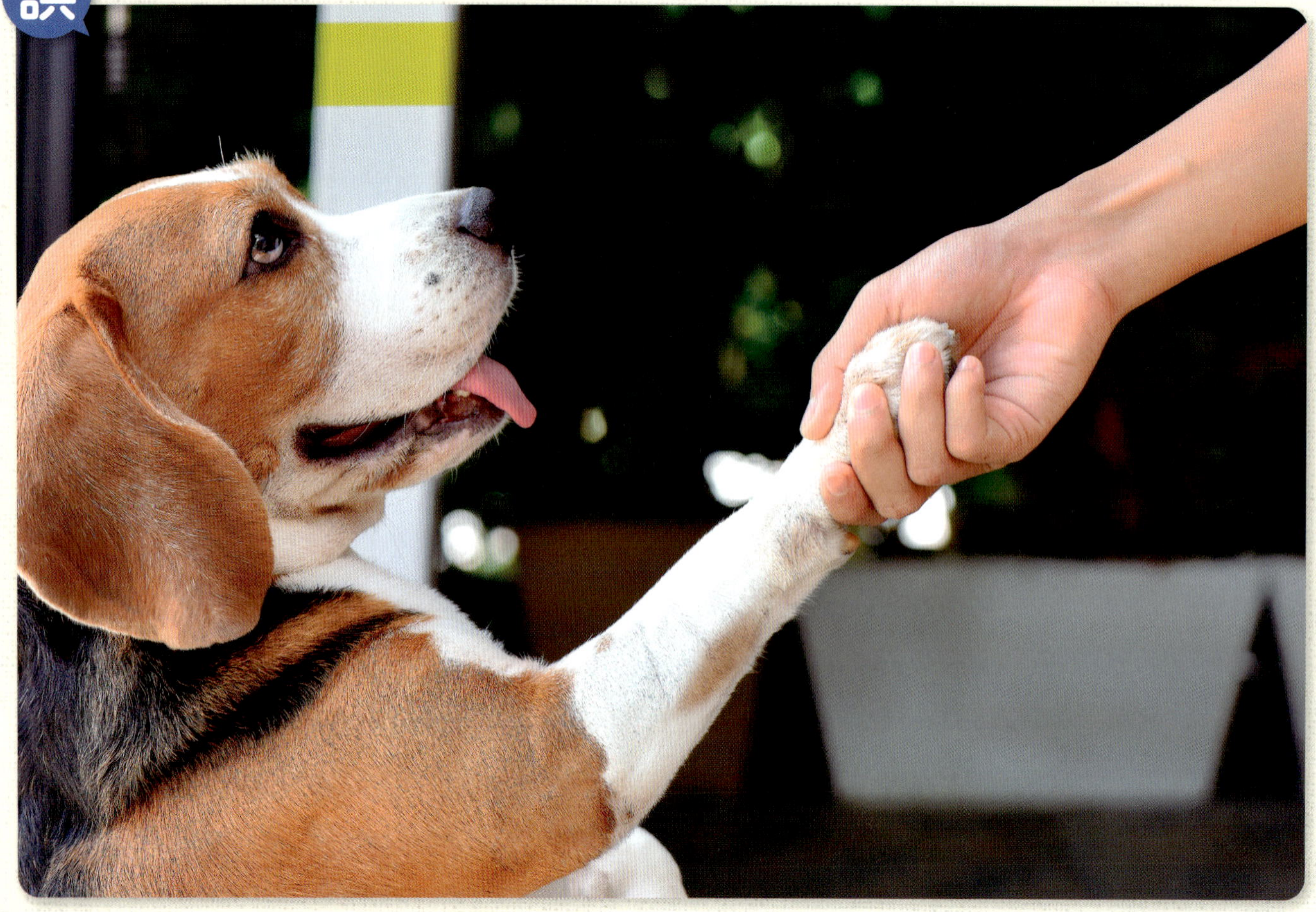

➡解答は68ページ

34 ヒミツの犬

ここ、ボクのとっておきのスポットだよ～

1分で見つけた数	個
全部見つけるまでの時間	分　秒

正

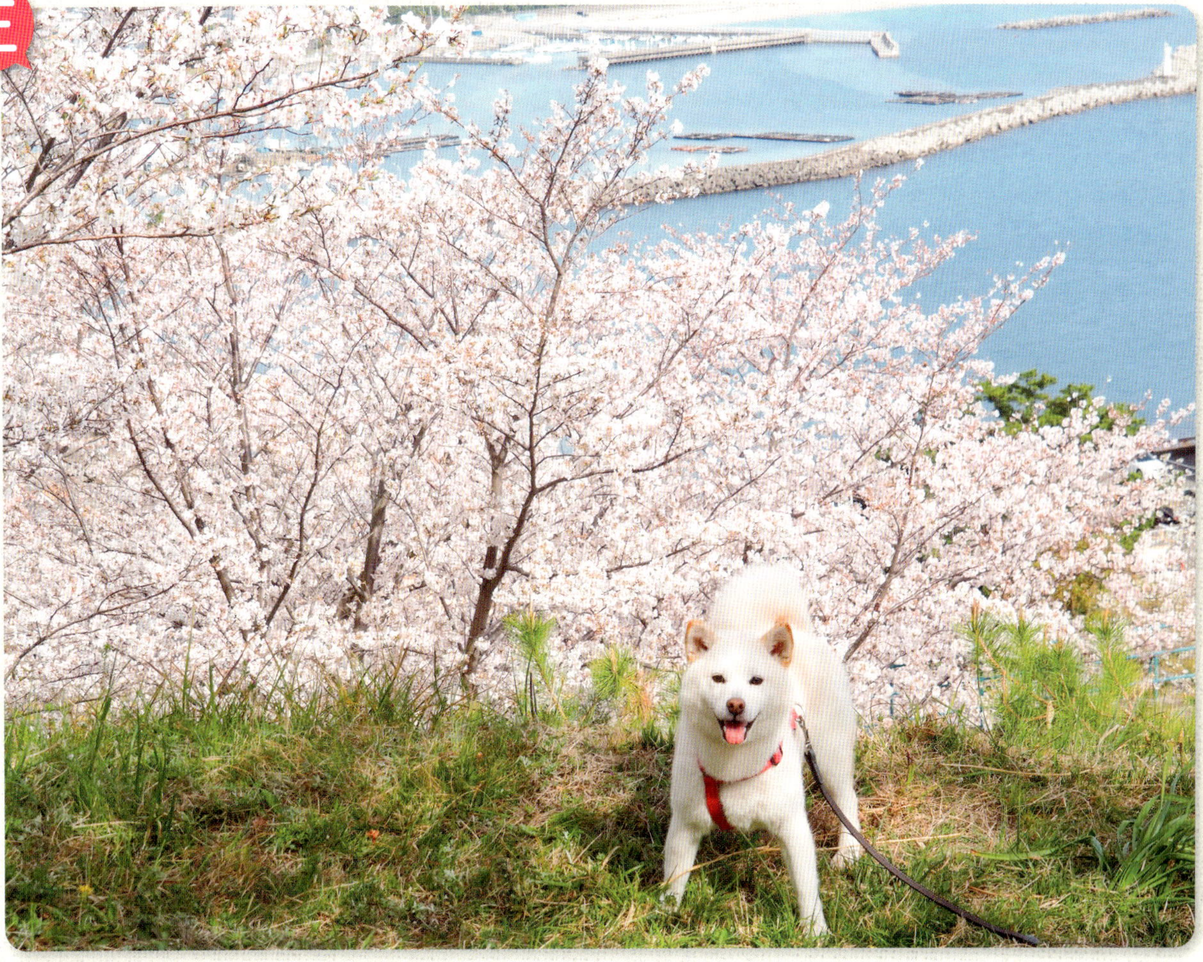

誤

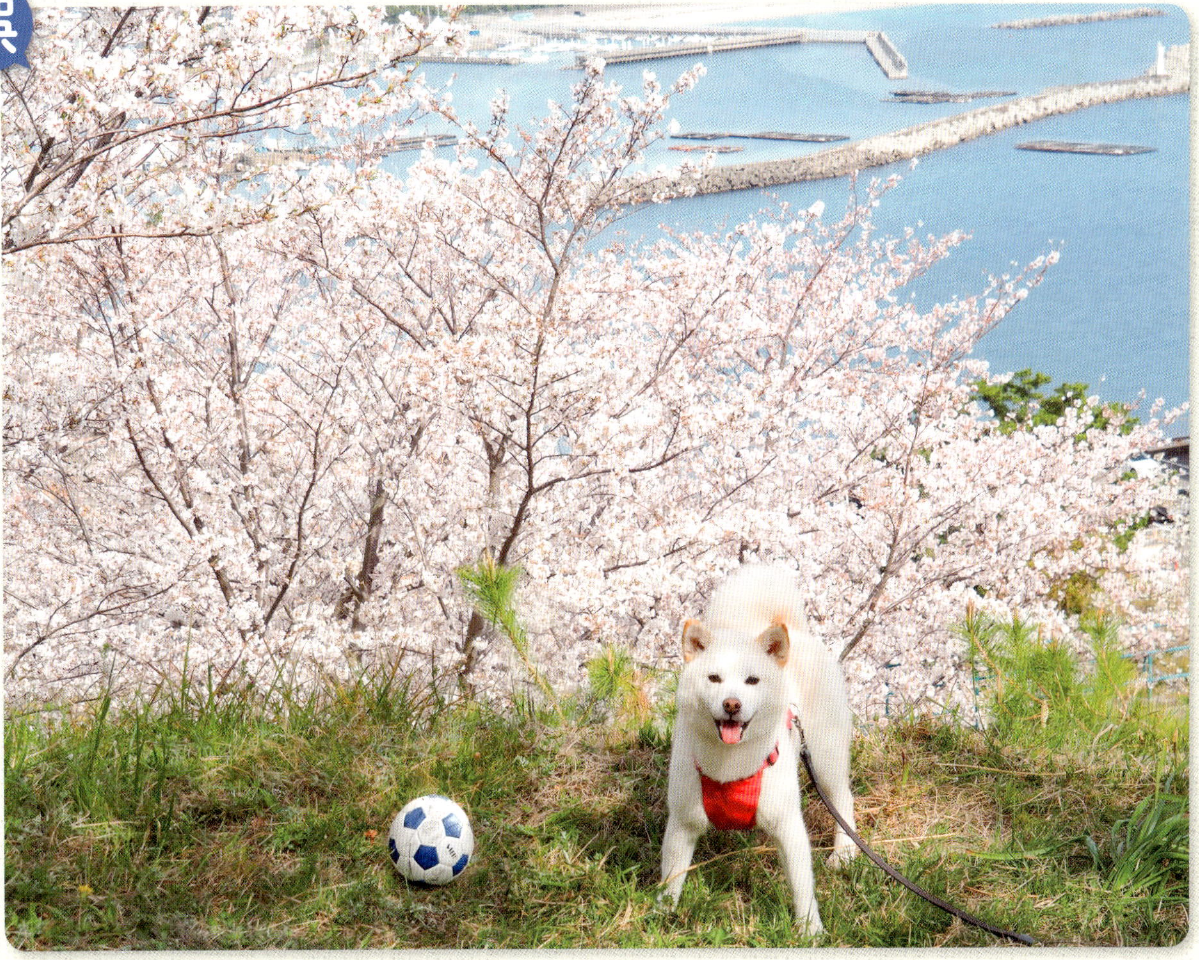

まちがいは5つ。1分で探してわん。

➡解答は68ページ

35 どうすれば犬

この中に
おやつが入っていたら
食べられないじゃないか

1分で見つけた数	個
全部見つけるまでの時間	分　秒

正

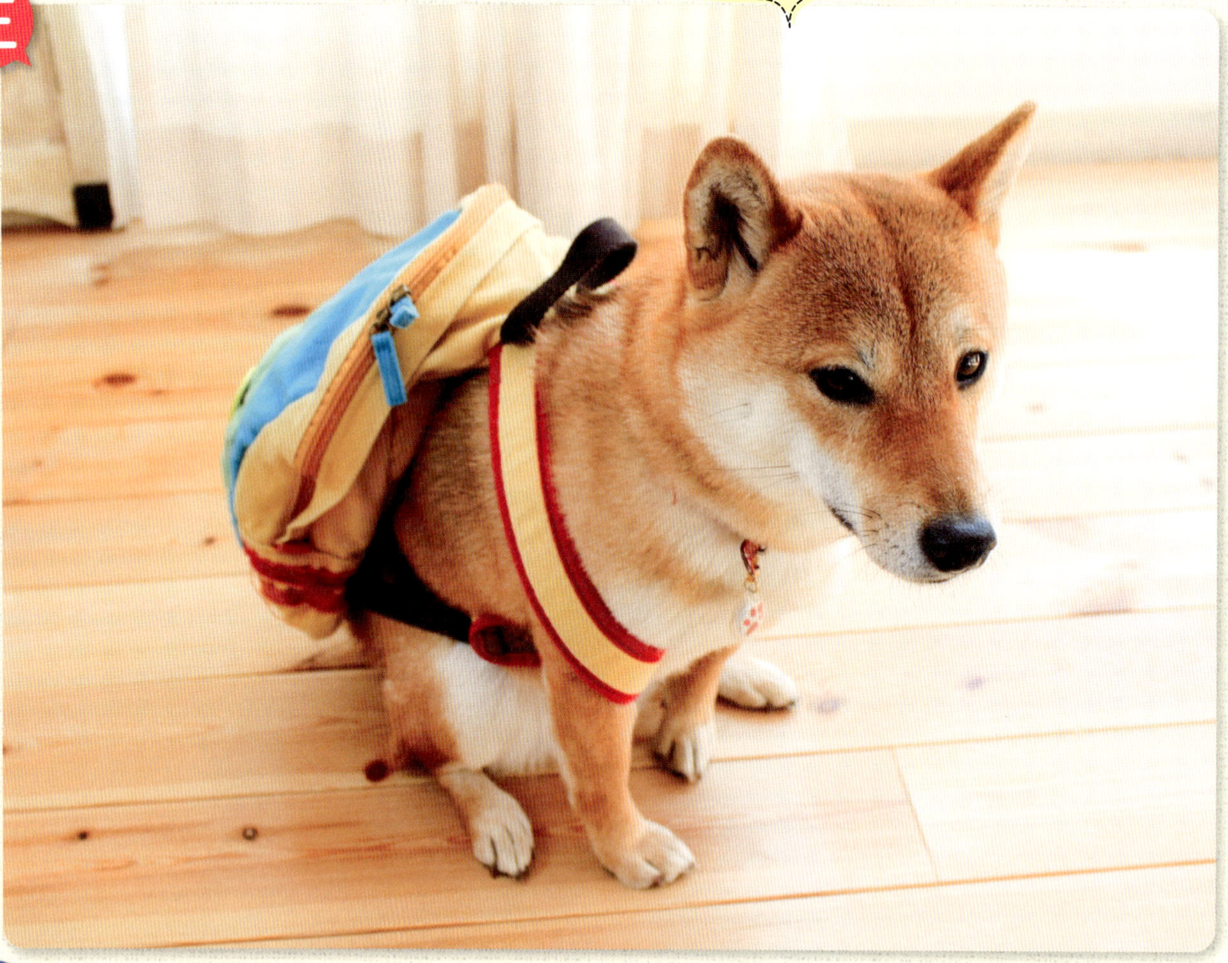

誤

まちがいは5つ。1分で探してわん。

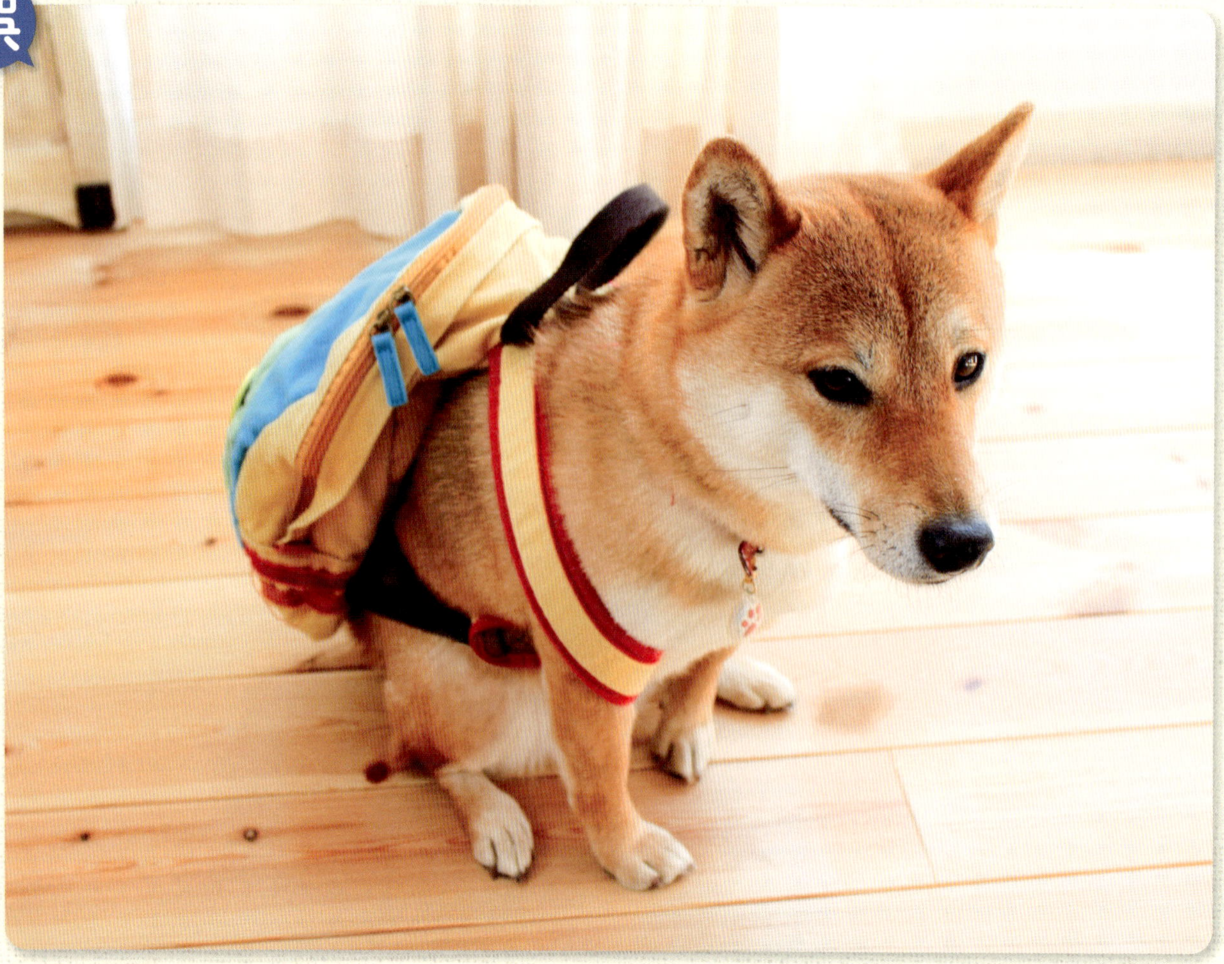

➡解答は68ページ

36 哀れむ犬

あの人、
前見ないと電柱が…

あー。
ぶつかったー

1分で見つけた数	個
全部見つけるまでの時間	分　秒

正

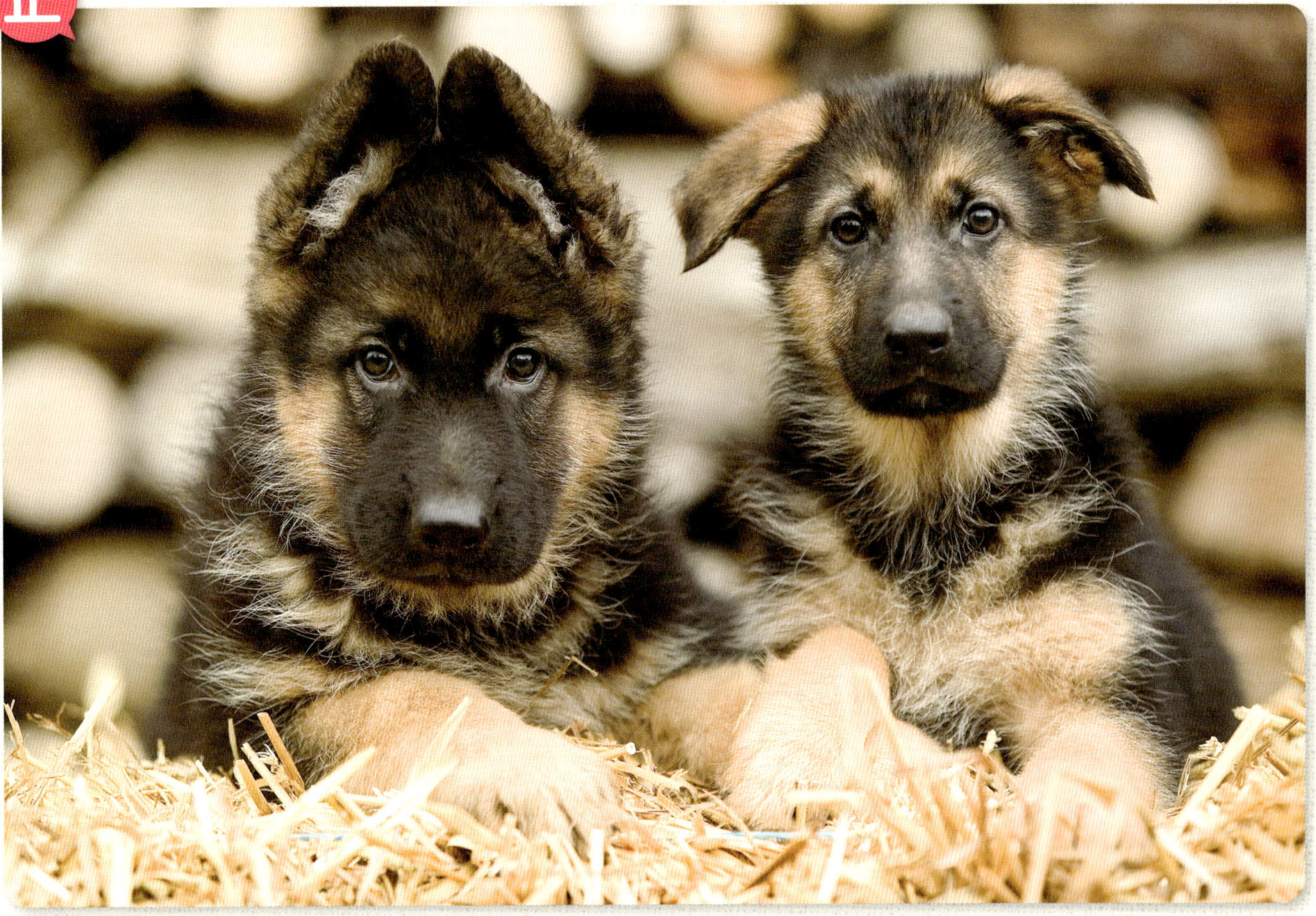

誤

まちがいは5つ。1分で探してわん。

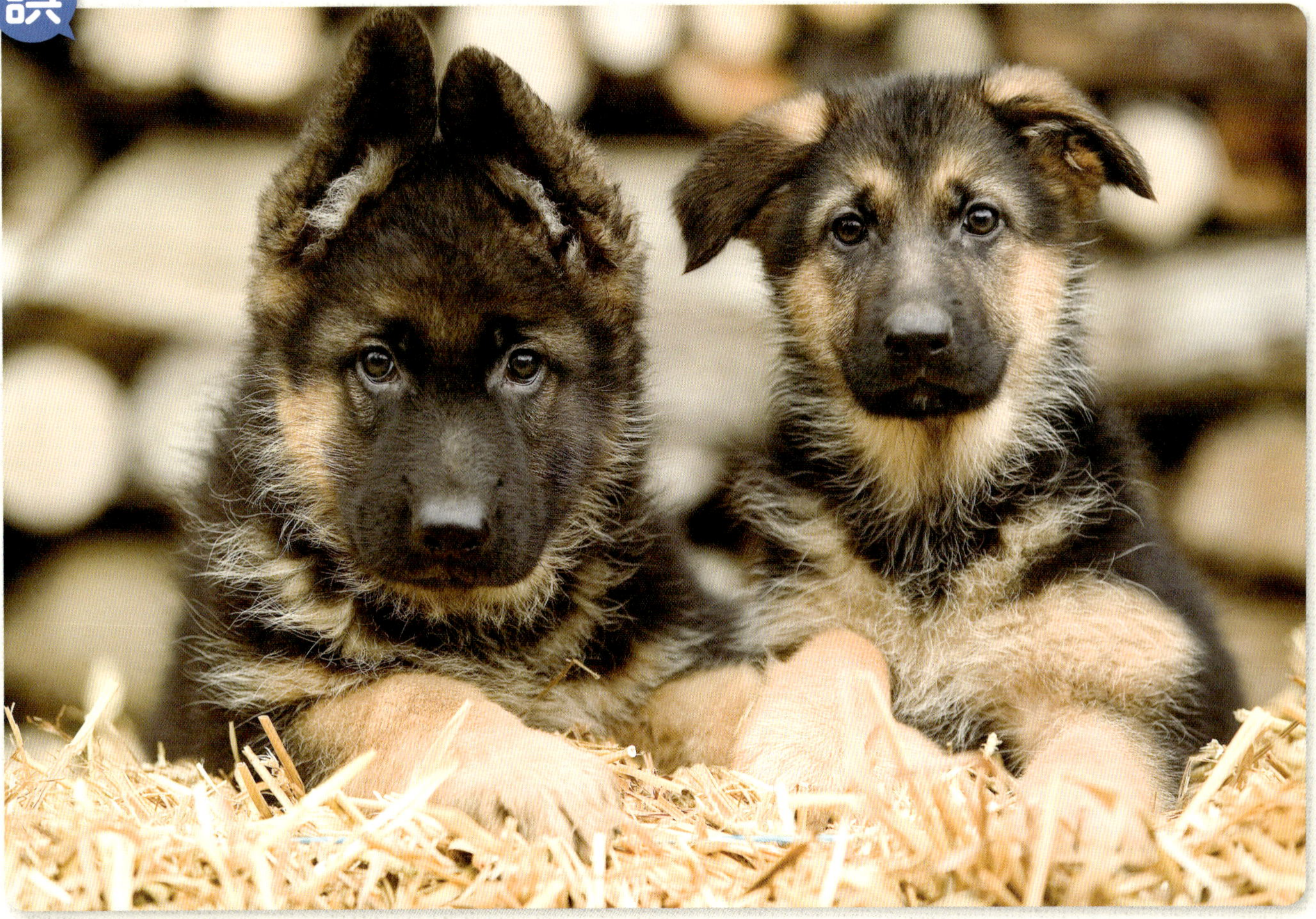

➡解答は68ページ

37 忍び足犬

抜き足、差し足、忍び足っと…ムニャ。

1分で見つけた数	個
全部見つけるまでの時間	分　秒

正

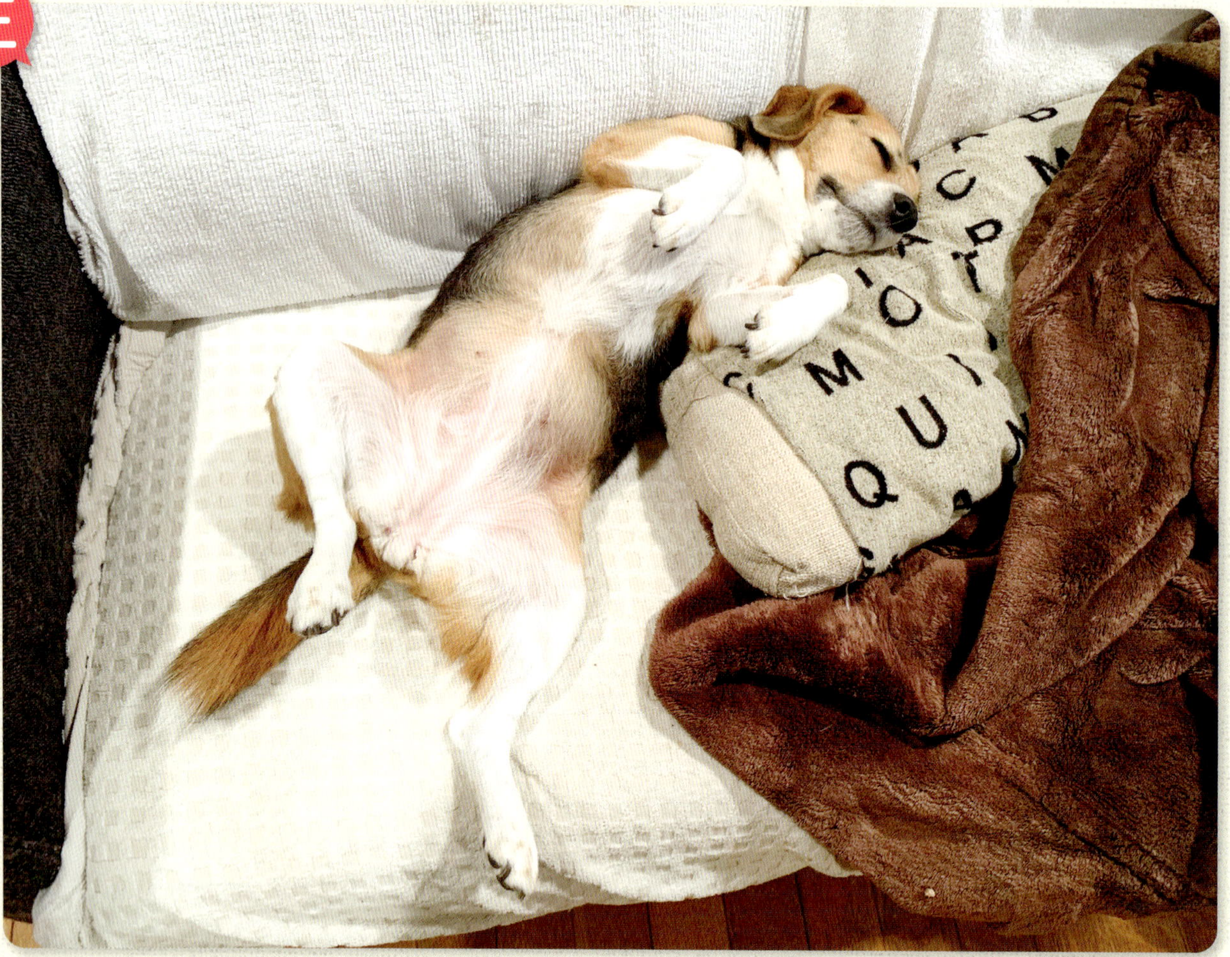

誤

まちがいは5つ。1分で探してわん。

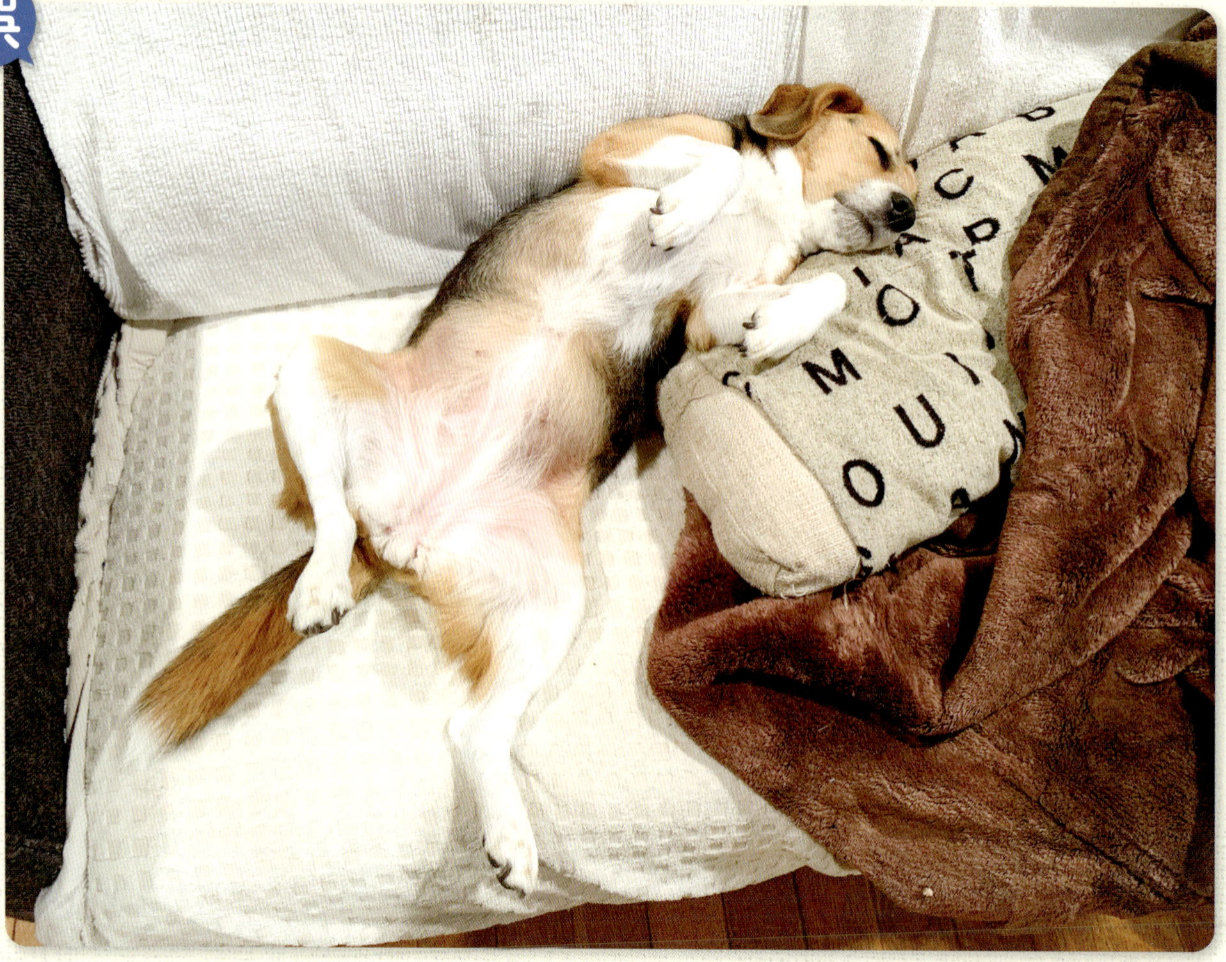

➡解答は68ページ

38 圧倒される犬

初詣に
来たけど

すごい
並んでる…

1分で見つけた数	個
全部見つけるまでの時間	分　秒

正

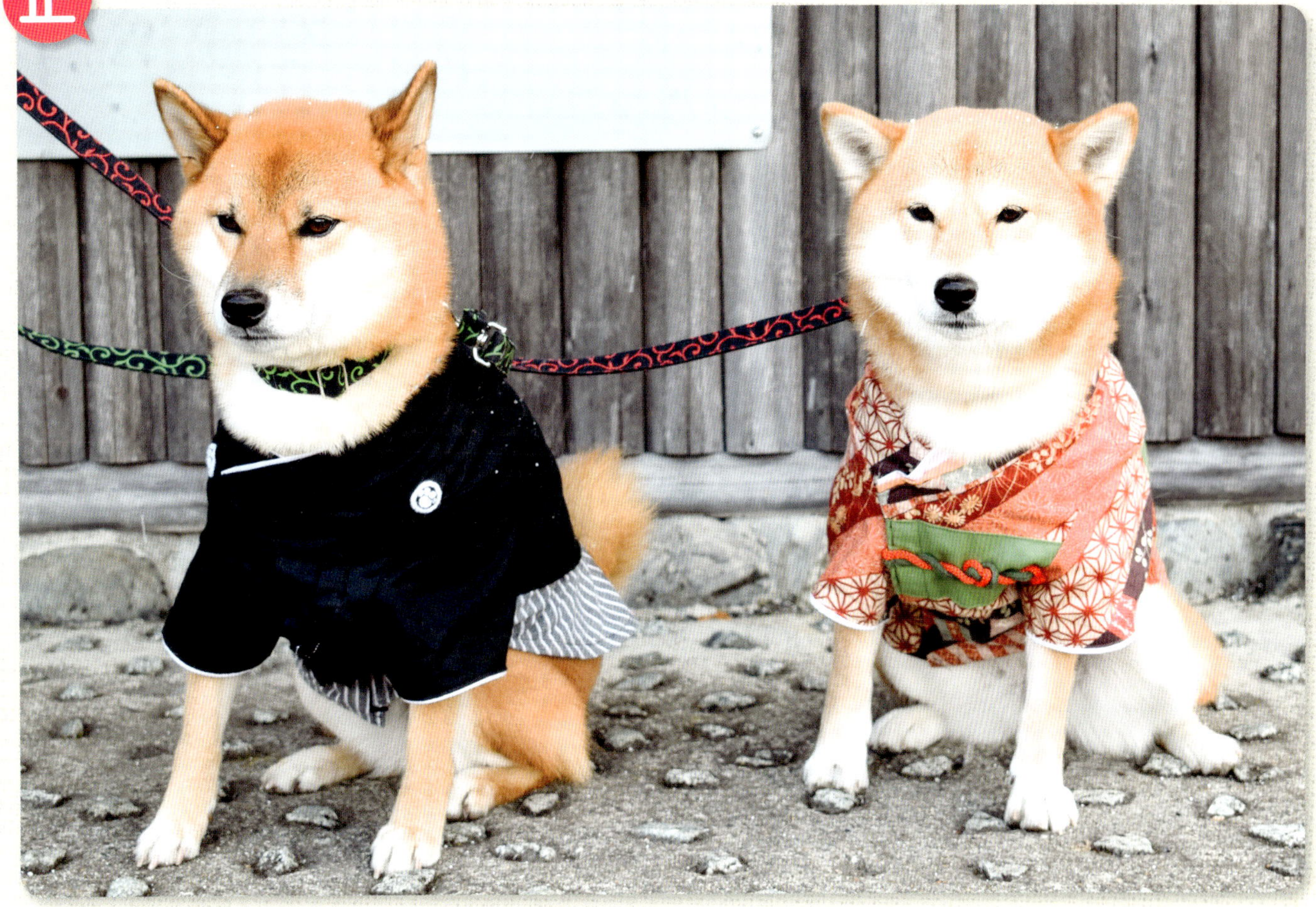

誤

まちがいは5つ。1分で探してわん。

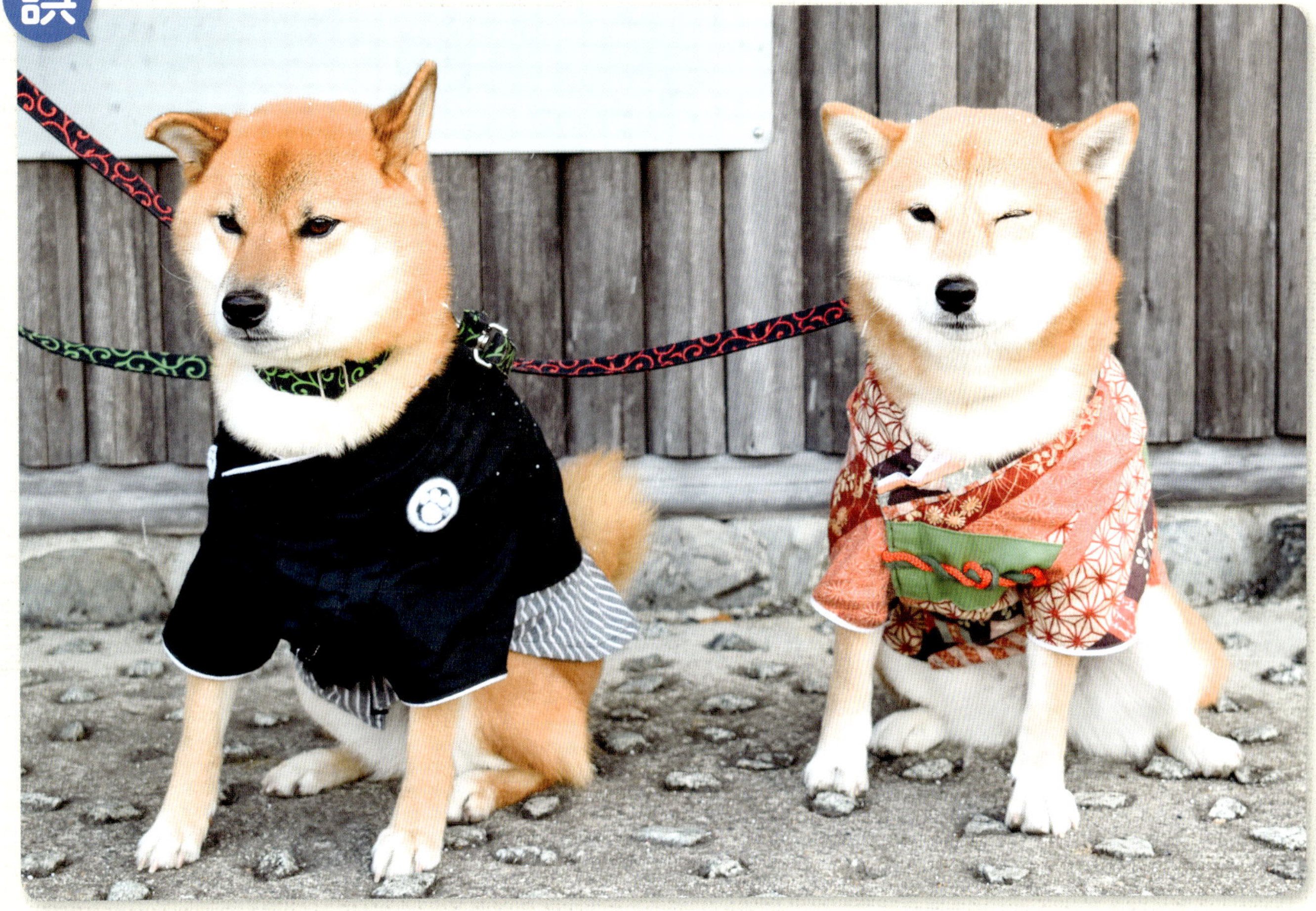

➡解答は69ページ

39 その話10回目犬

でさー、
友達の友達が
すごくてさー。
ねぇ〜聞いてる〜?

1分で見つけた数	個
全部見つけるまでの時間	分　秒

正

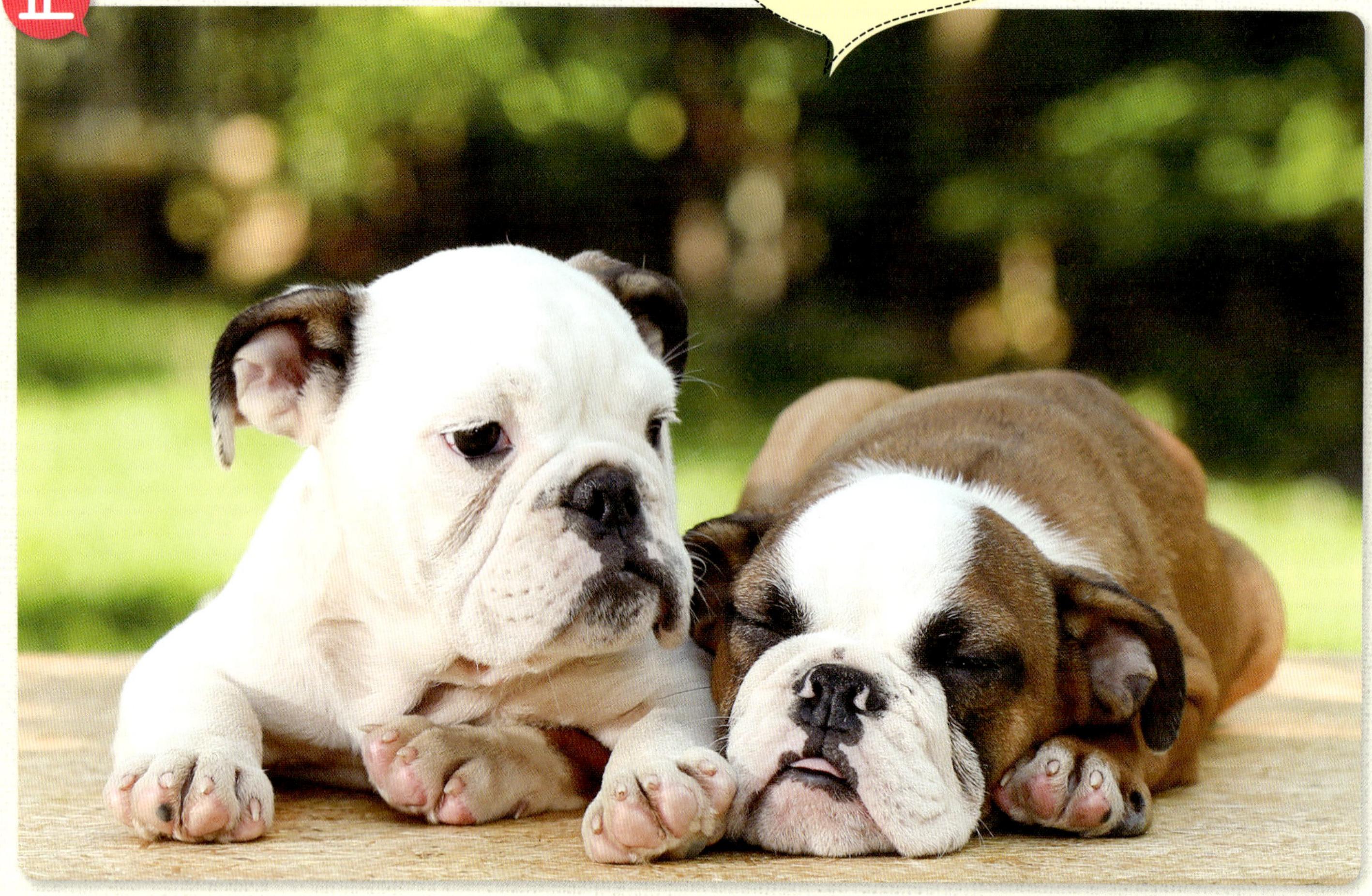

誤

まちがいは 5 つ。1 分で探してわん。

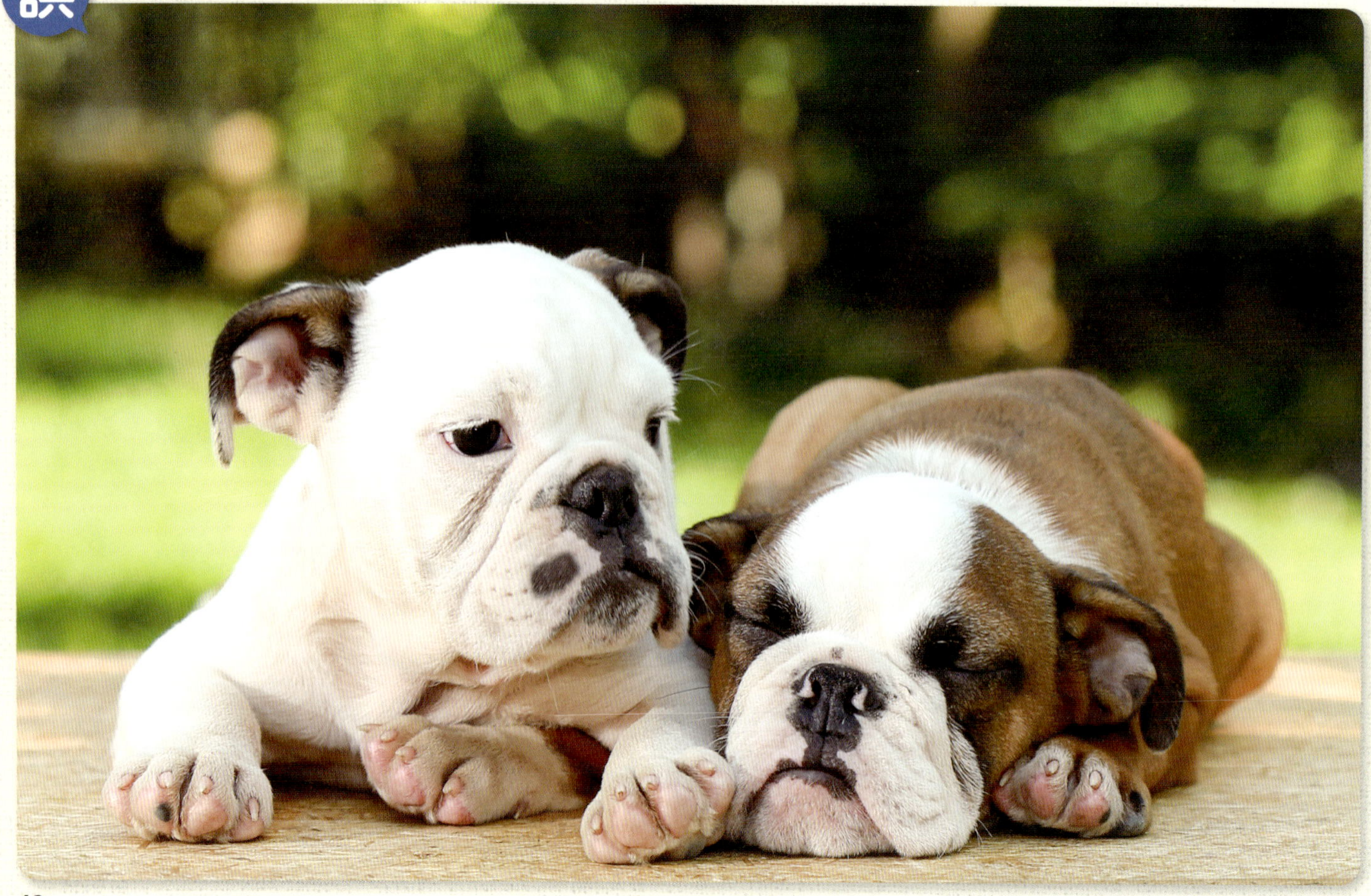

➡解答は69ページ

40 まるで家主犬

おーお帰り〜。とりあえず、
そこ座ってゆっくりしな

1分で見つけた数	個
全部見つけるまでの時間	分　秒

正

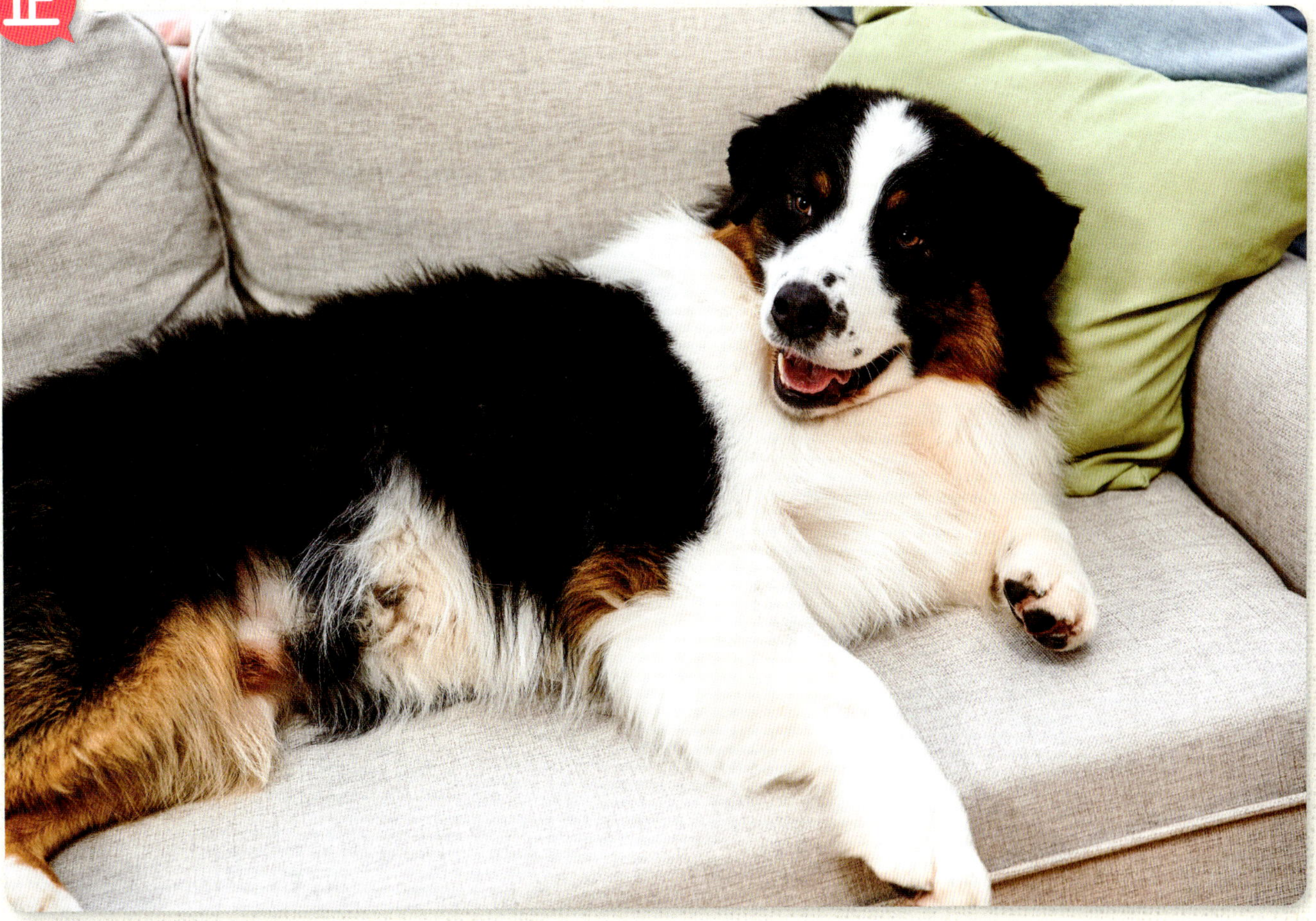

誤

まちがいは5つ。1分で探してわん。

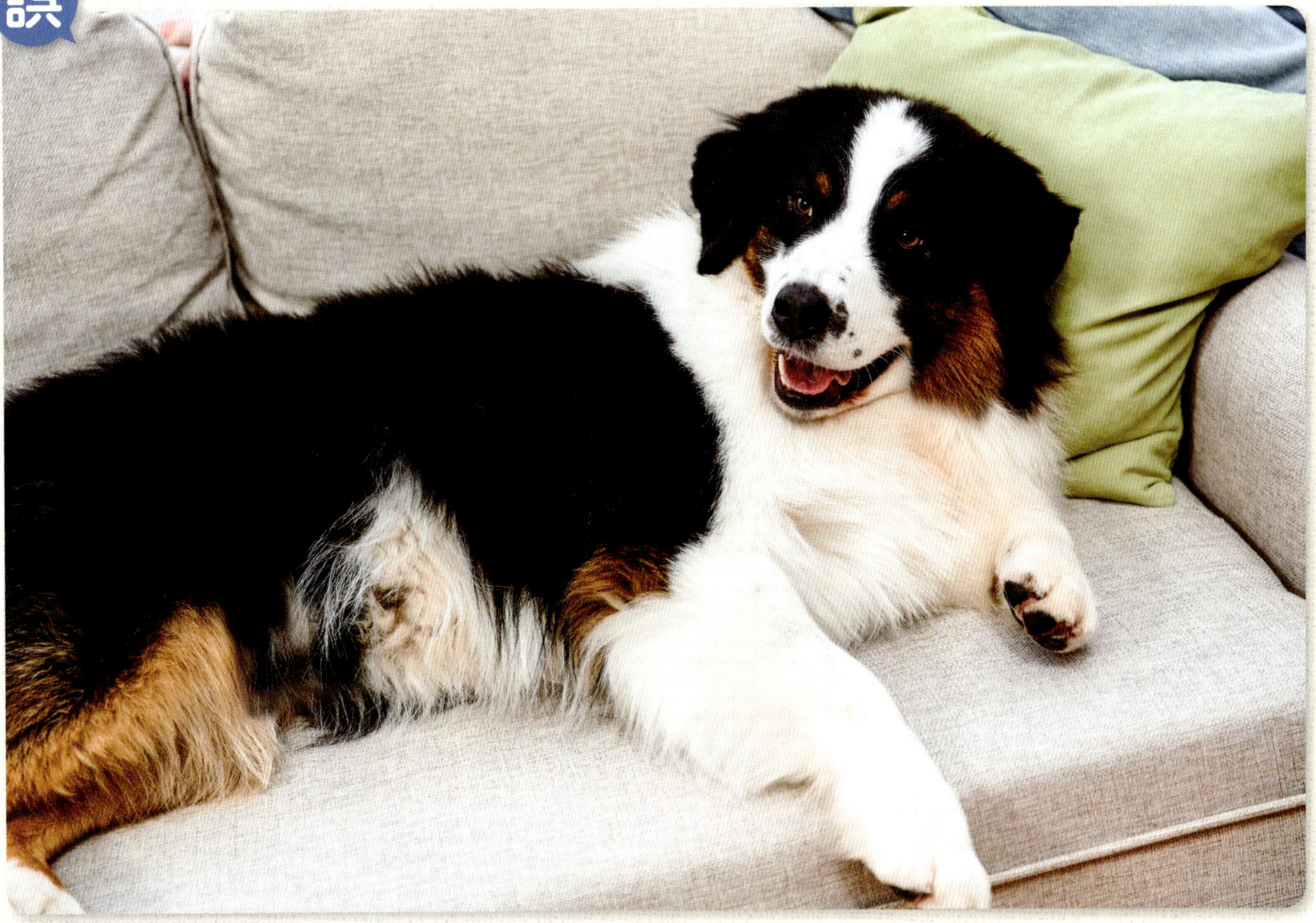

➡解答は69ページ

41 そそくさ犬

ベランダの植木鉢
倒しちゃったから
ここからようすを見よう

1分で見つけた数	個
全部見つけるまでの時間	分　秒

正

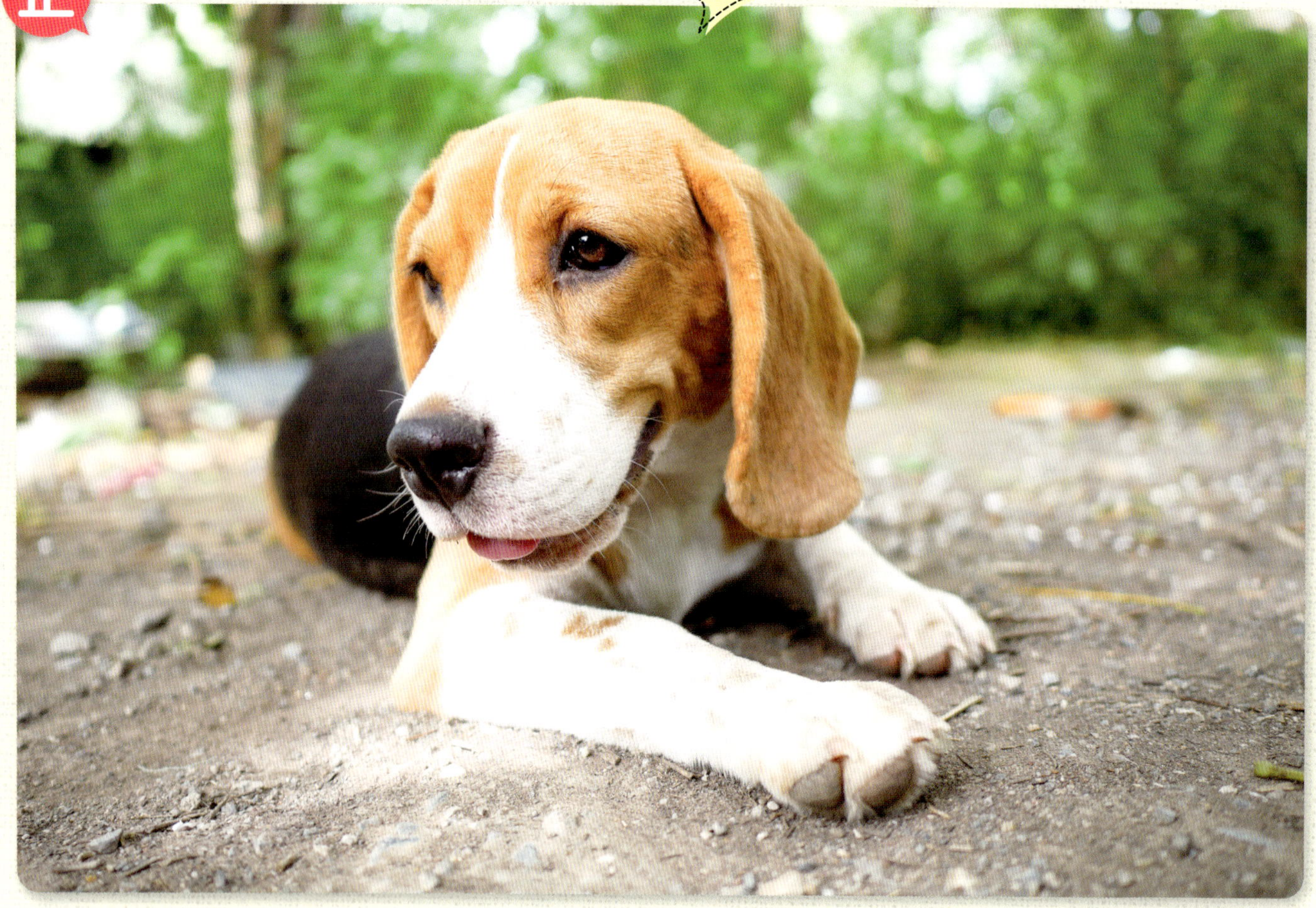

誤

まちがいは５つ。１分で探してわん。

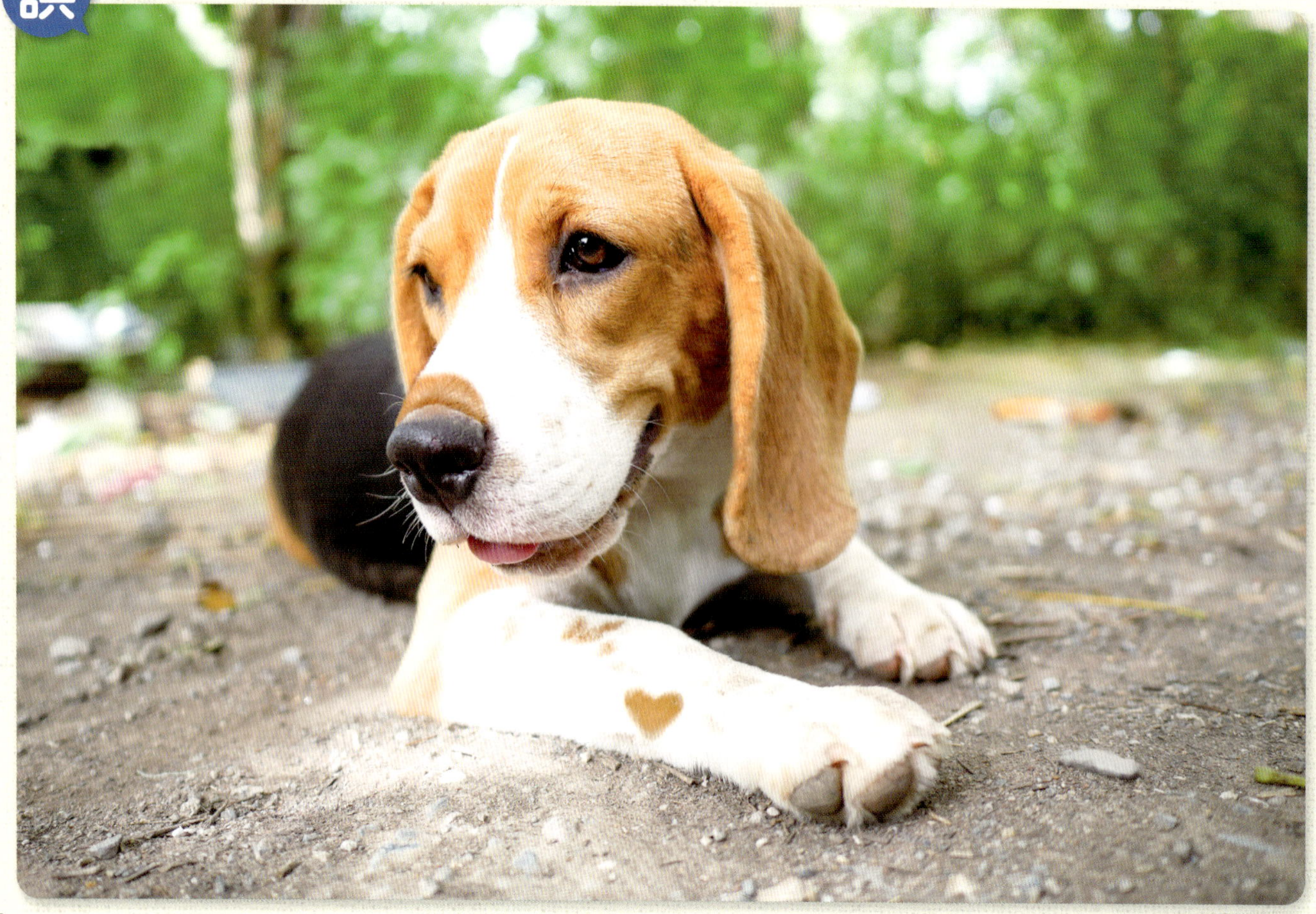

➡解答は69ページ

42 満面の笑顔犬

あ～～!!
それテレビでやってた
新しいおもちゃ!!

1分で見つけた数	個
全部見つけるまでの時間	分　秒

正

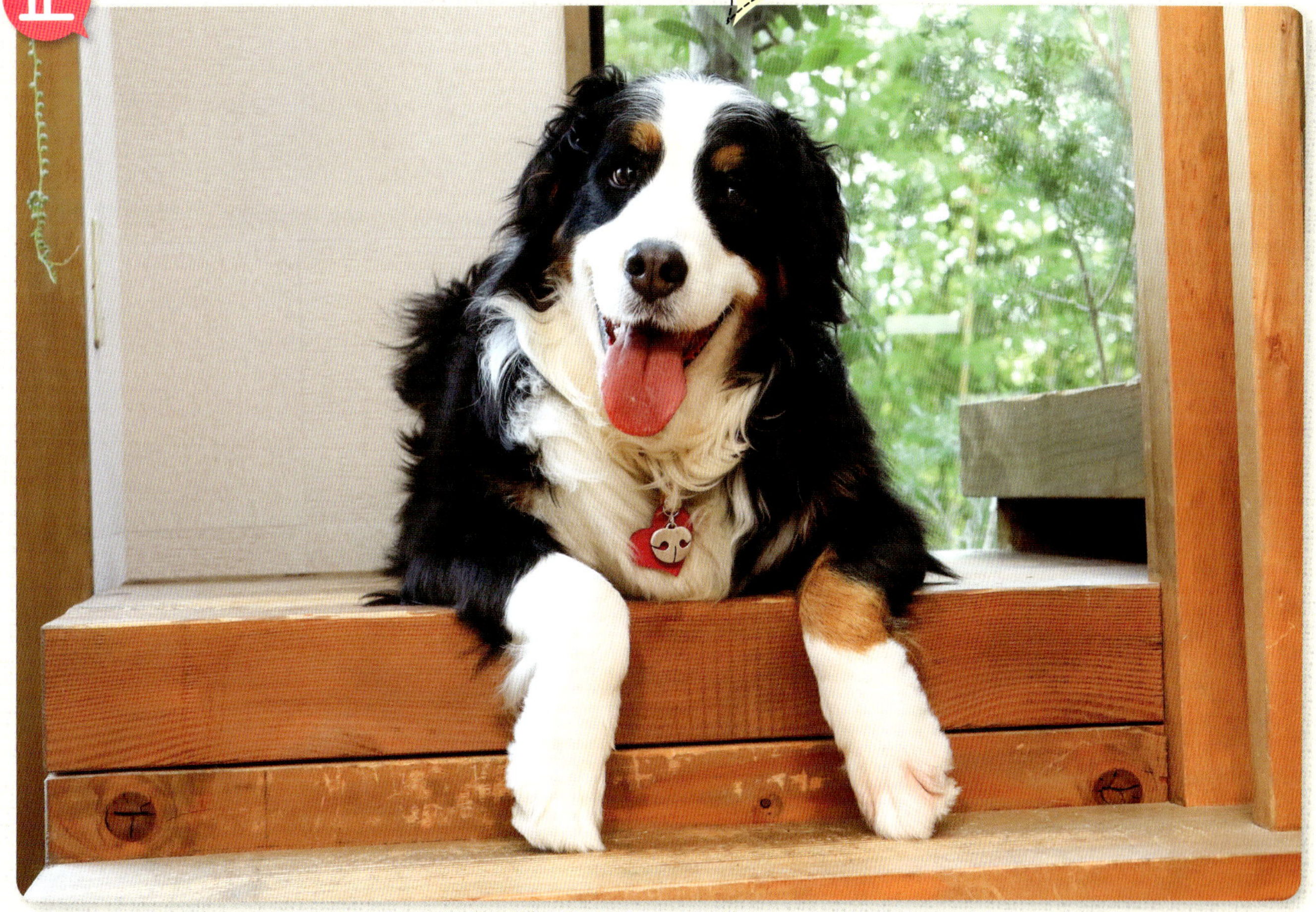

誤　まちがいは5つ。1分で探してわん。

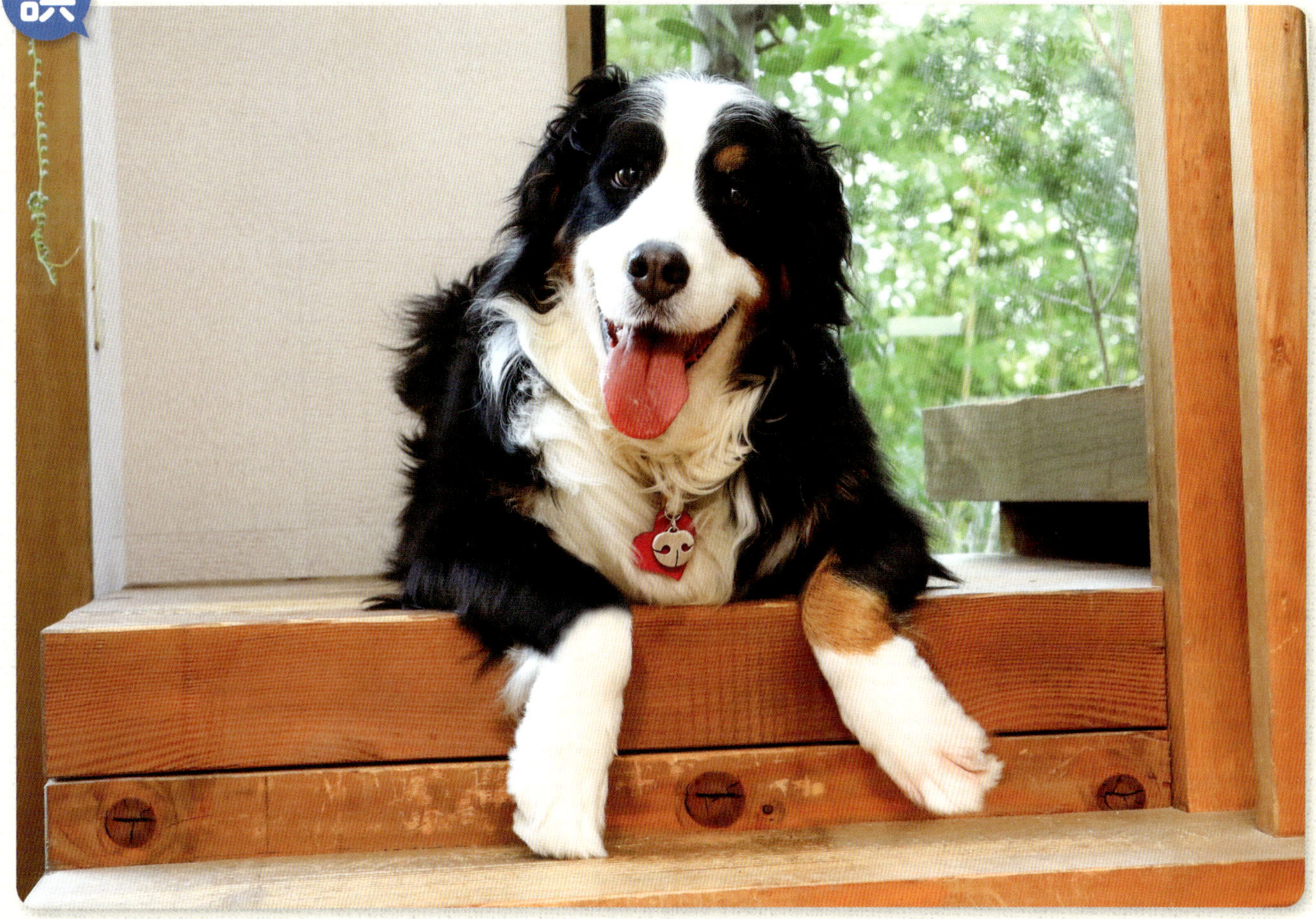

➔解答は69ページ

43 森林浴犬

これが
マイナスイオン
ってやつ？

よく
わかんないね

1分で見つけた数	個
全部見つけるまでの時間	分　秒

正

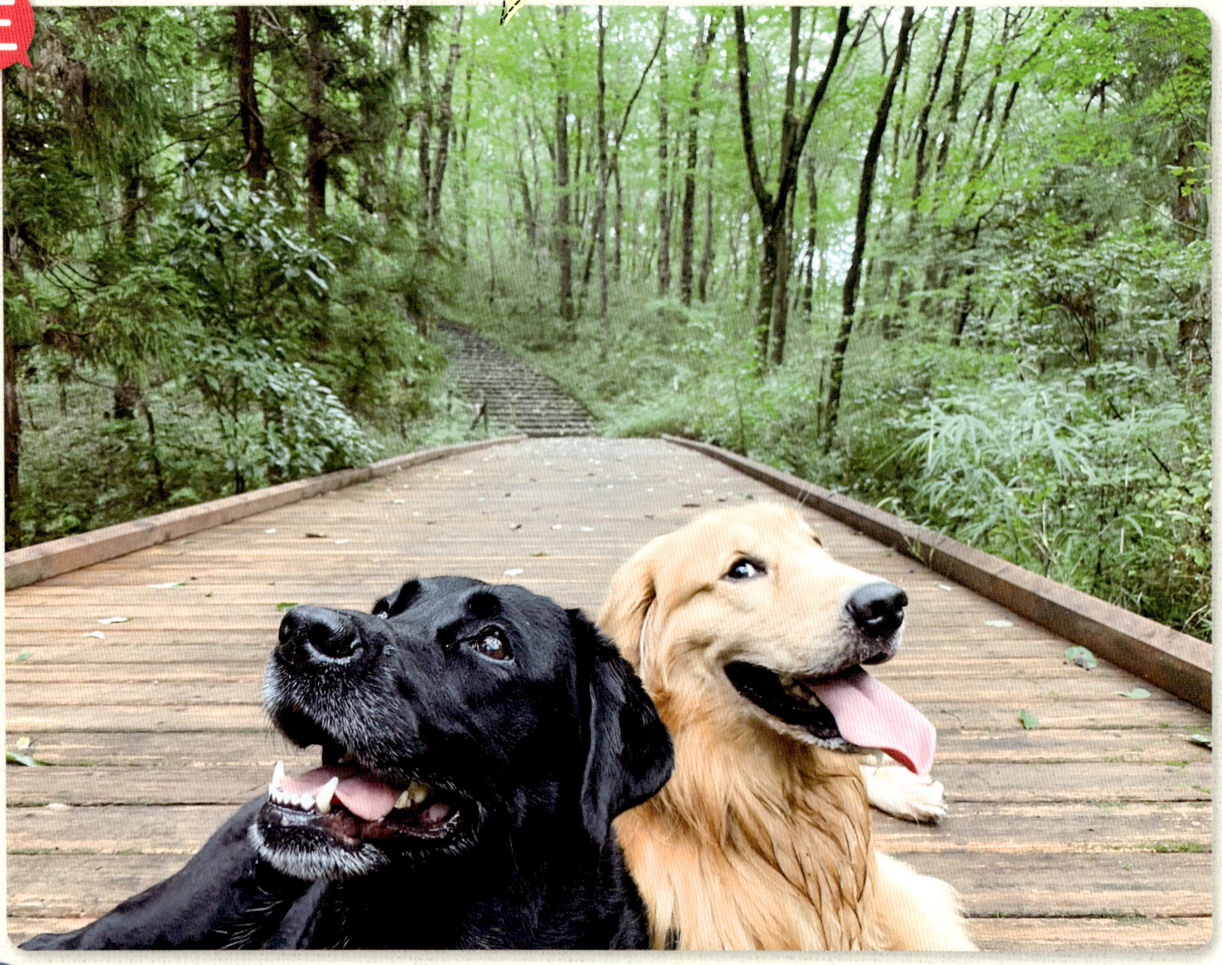

誤

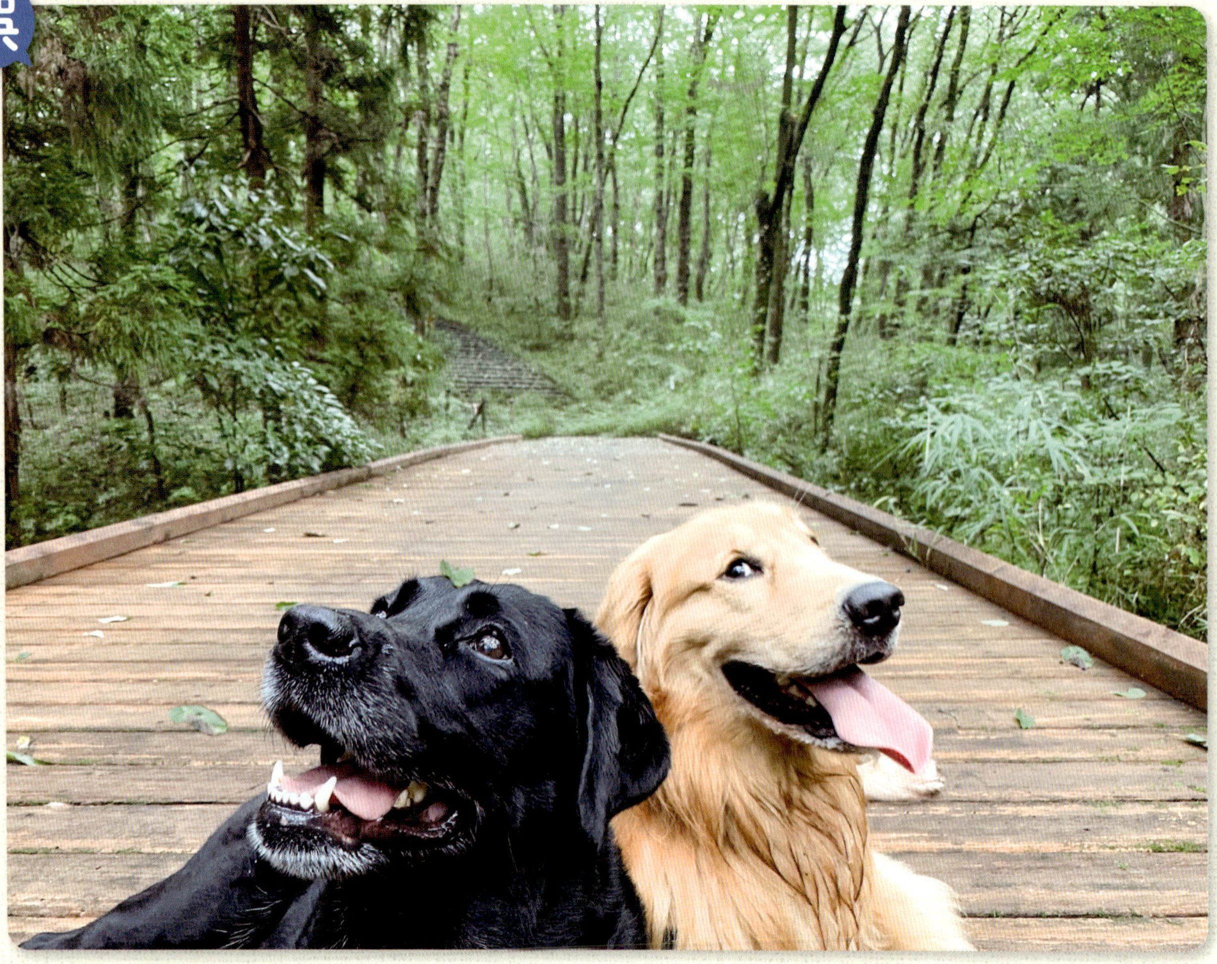

まちがいは5つ。1分で探してわん。

➡解答は69ページ

44 そよそよ犬

今日は風が
気持ちいいのぅ

1分で見つけた数	個
全部見つけるまでの時間	分　秒

正

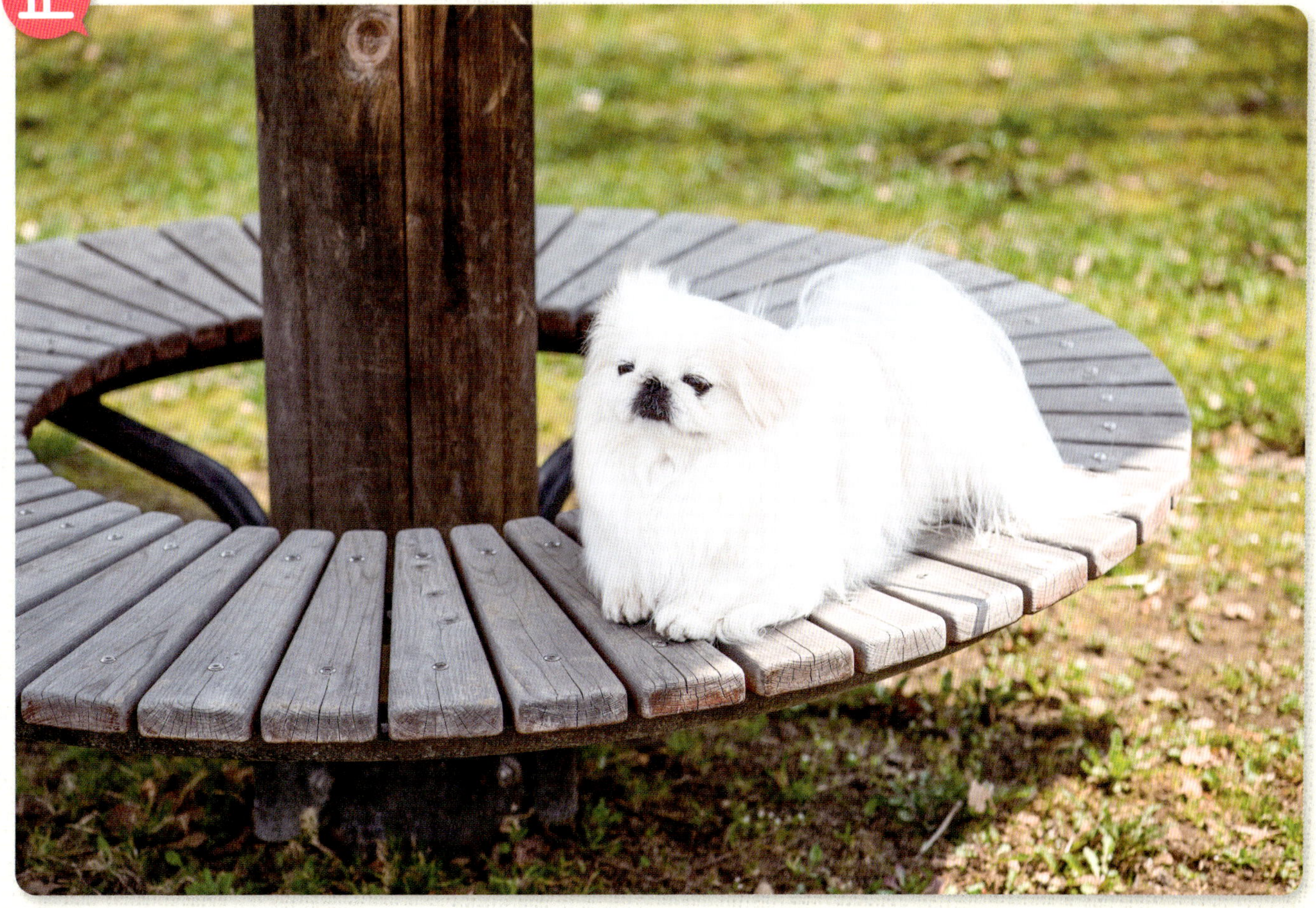

誤　まちがいは5つ。1分で探してわん。

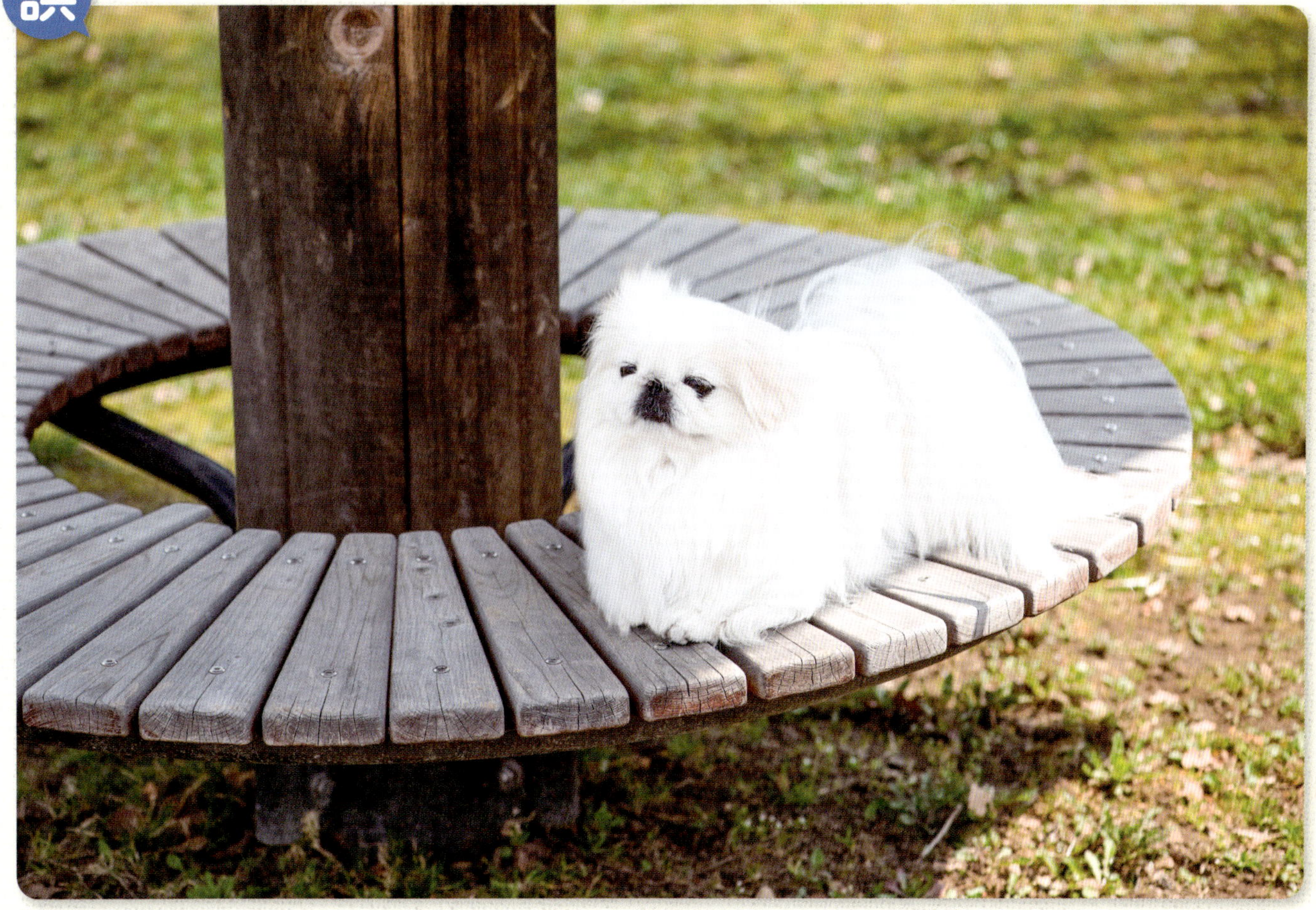

➡解答は69ページ

45 夏の思い出犬

今日は
ダブルデートで
海に来たよ

1分で見つけた数	個
全部見つけるまでの時間	分　秒

正

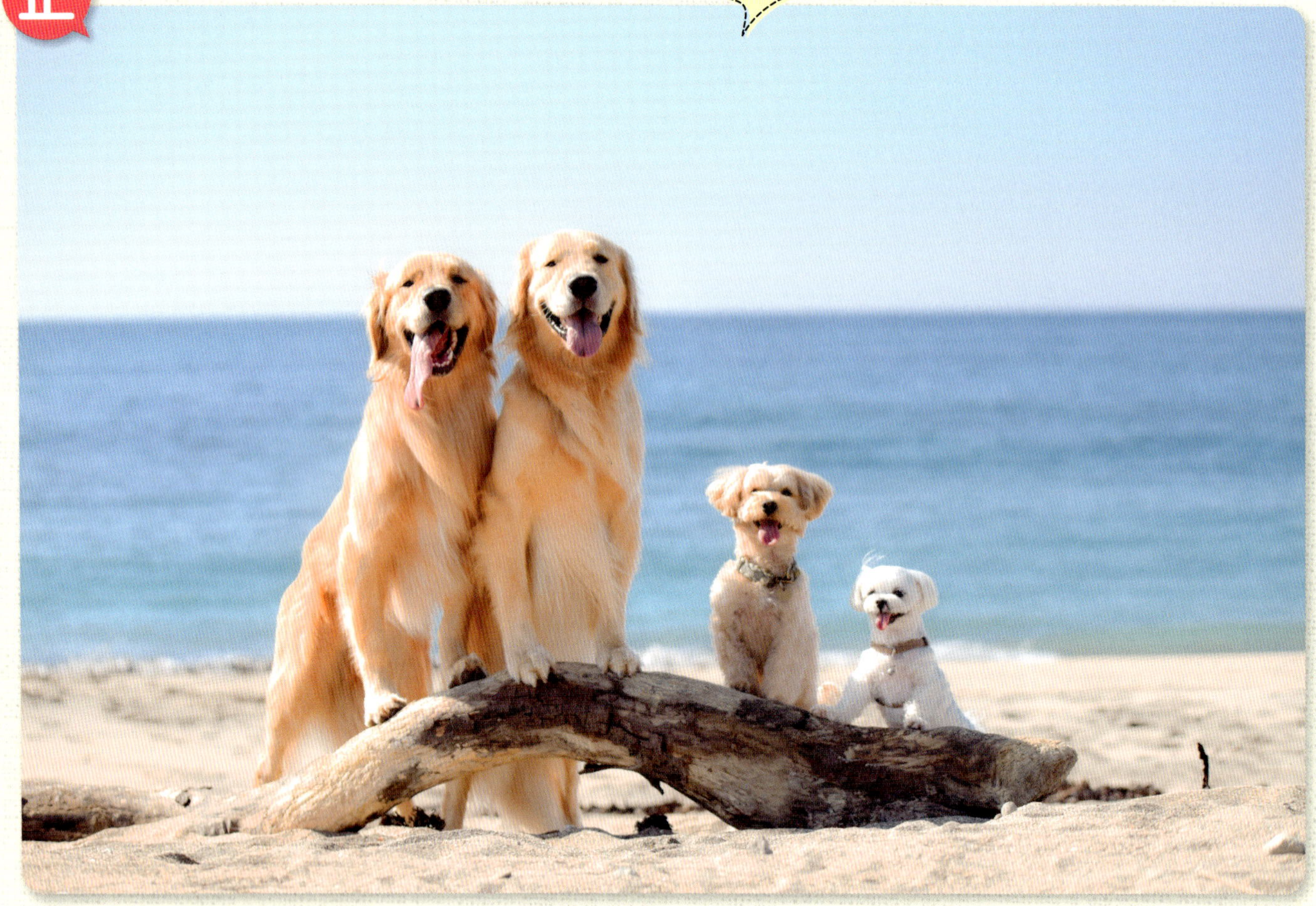

誤

まちがいは5つ。1分で探してわん。

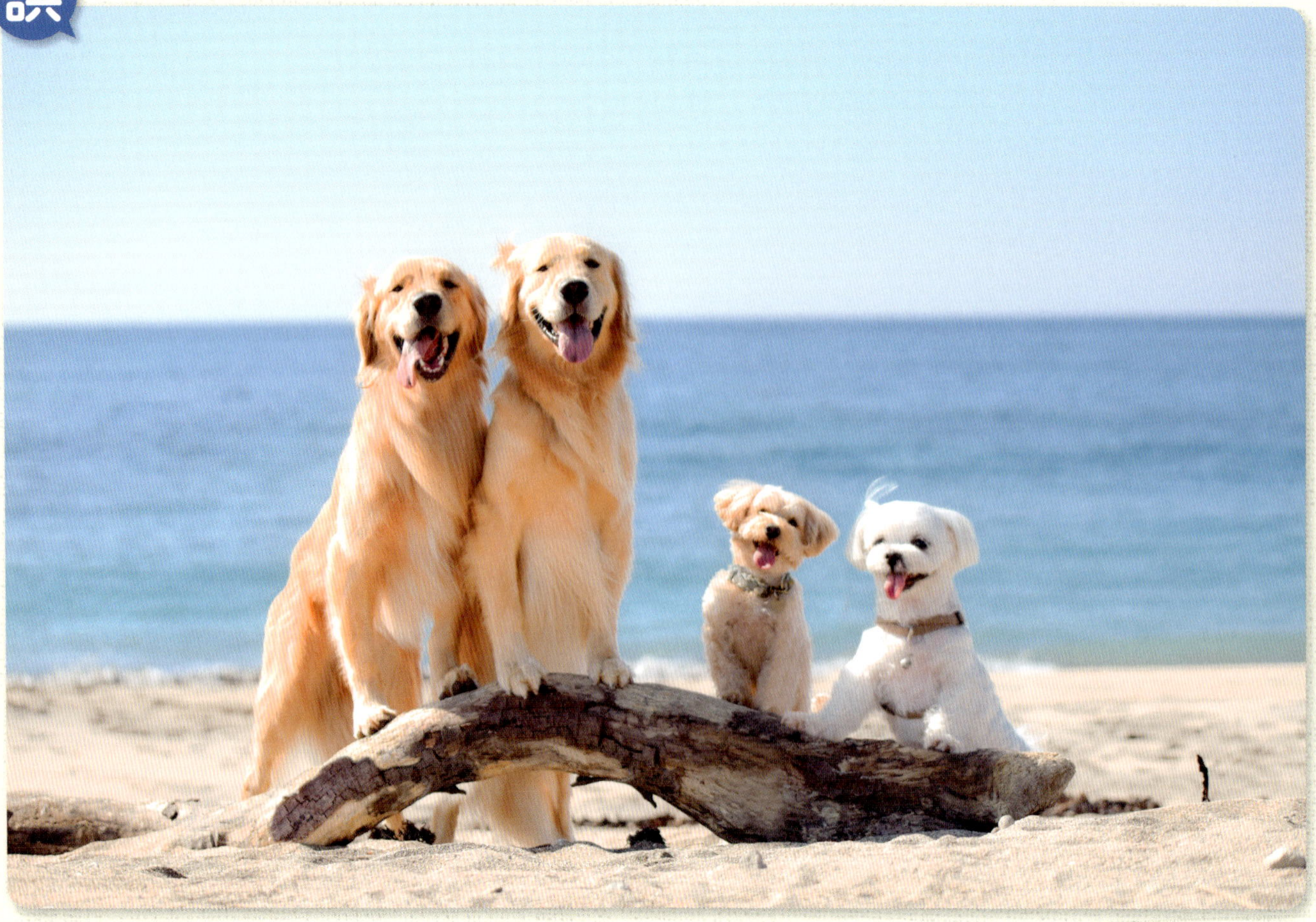

➡解答は69ページ

46 おっちょこちょい犬

フリスビー
どっかいったー！

1分で見つけた数	個
全部見つけるまでの時間	分　秒

正

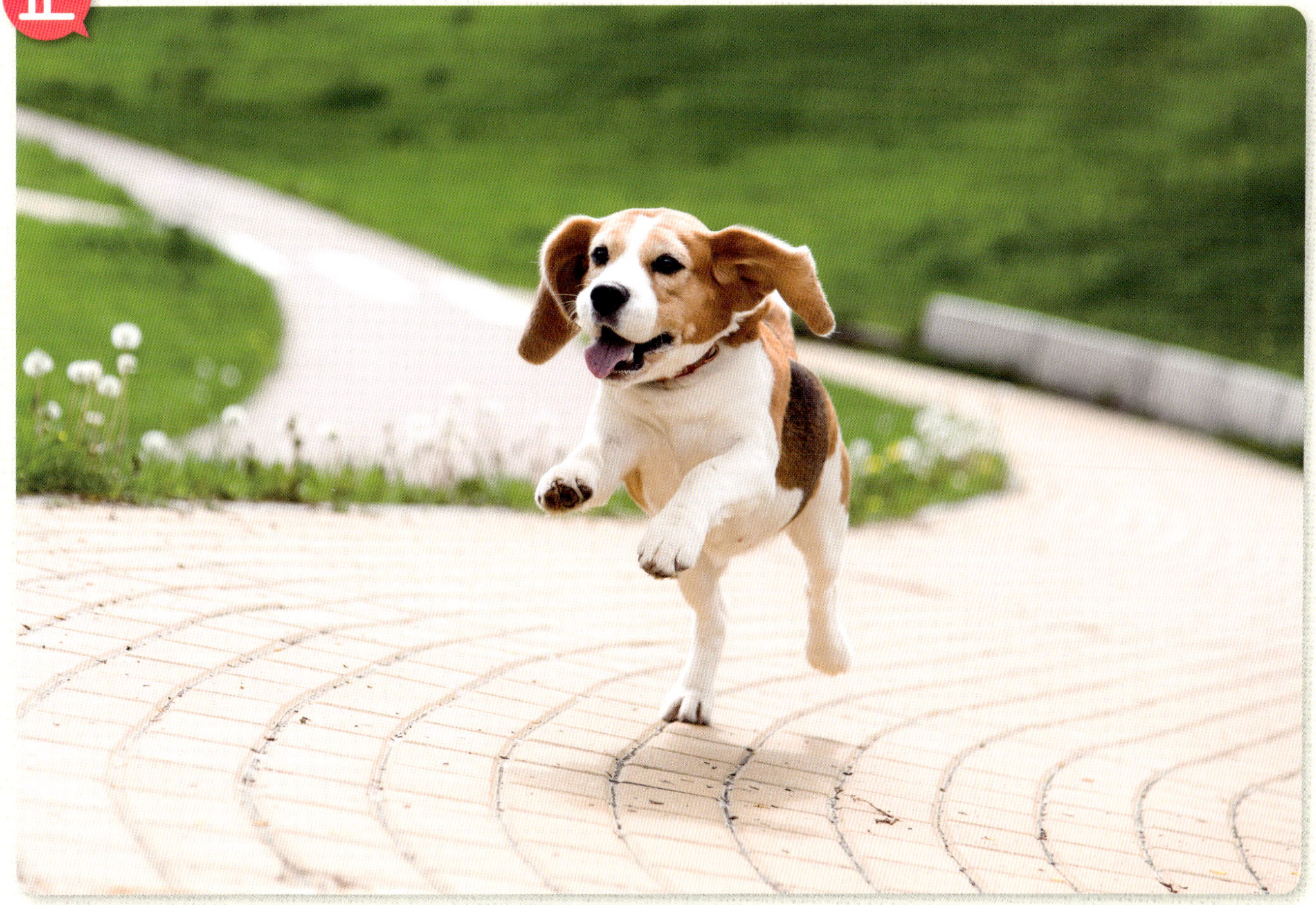

誤

まちがいは５つ。１分で探してわん。

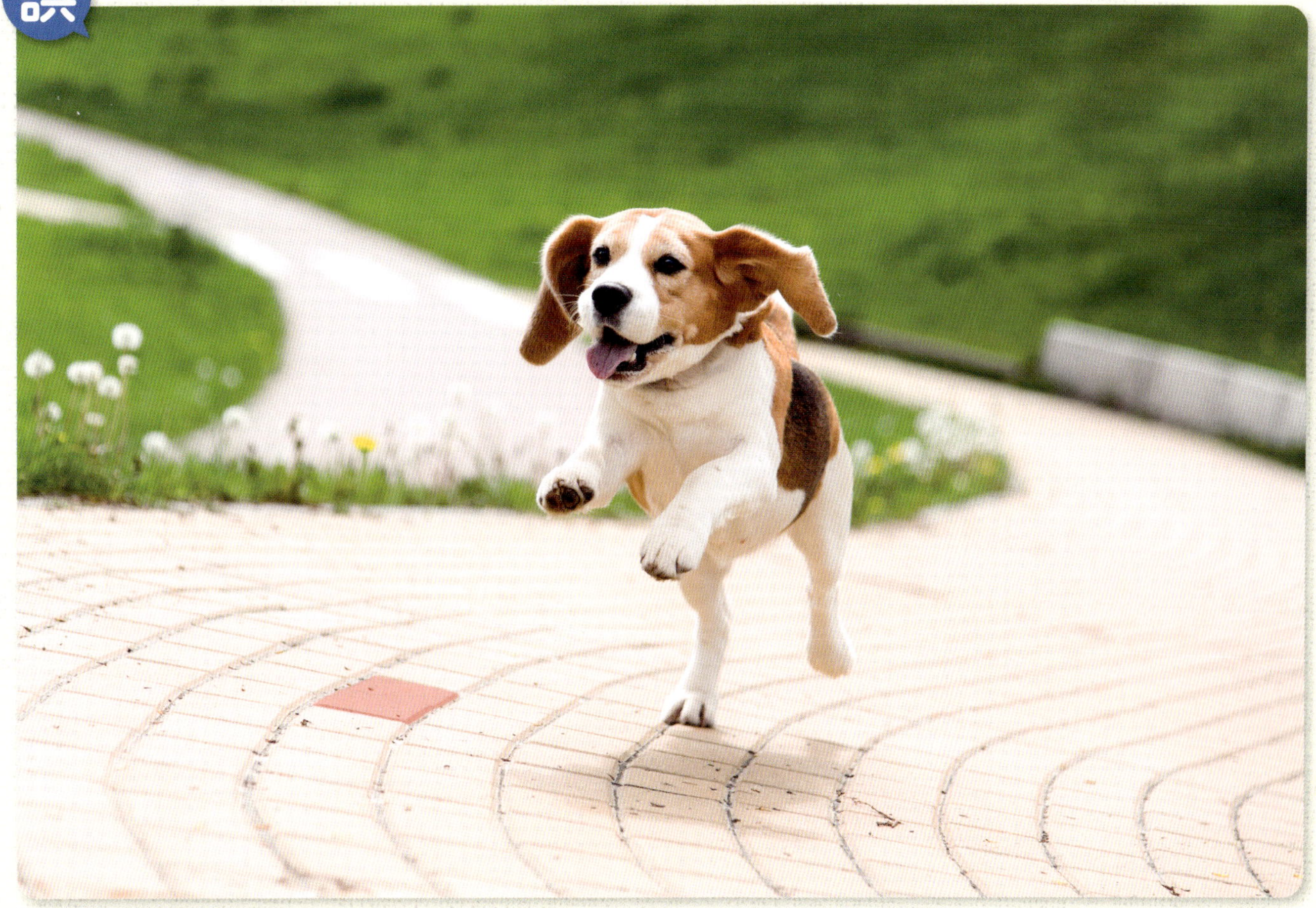

➡解答は70ページ

47 オトナの犬

ご主人ったら
いつまでドングリ
集めてるのかしら

1分で見つけた数	個
全部見つけるまでの時間	分　秒

正

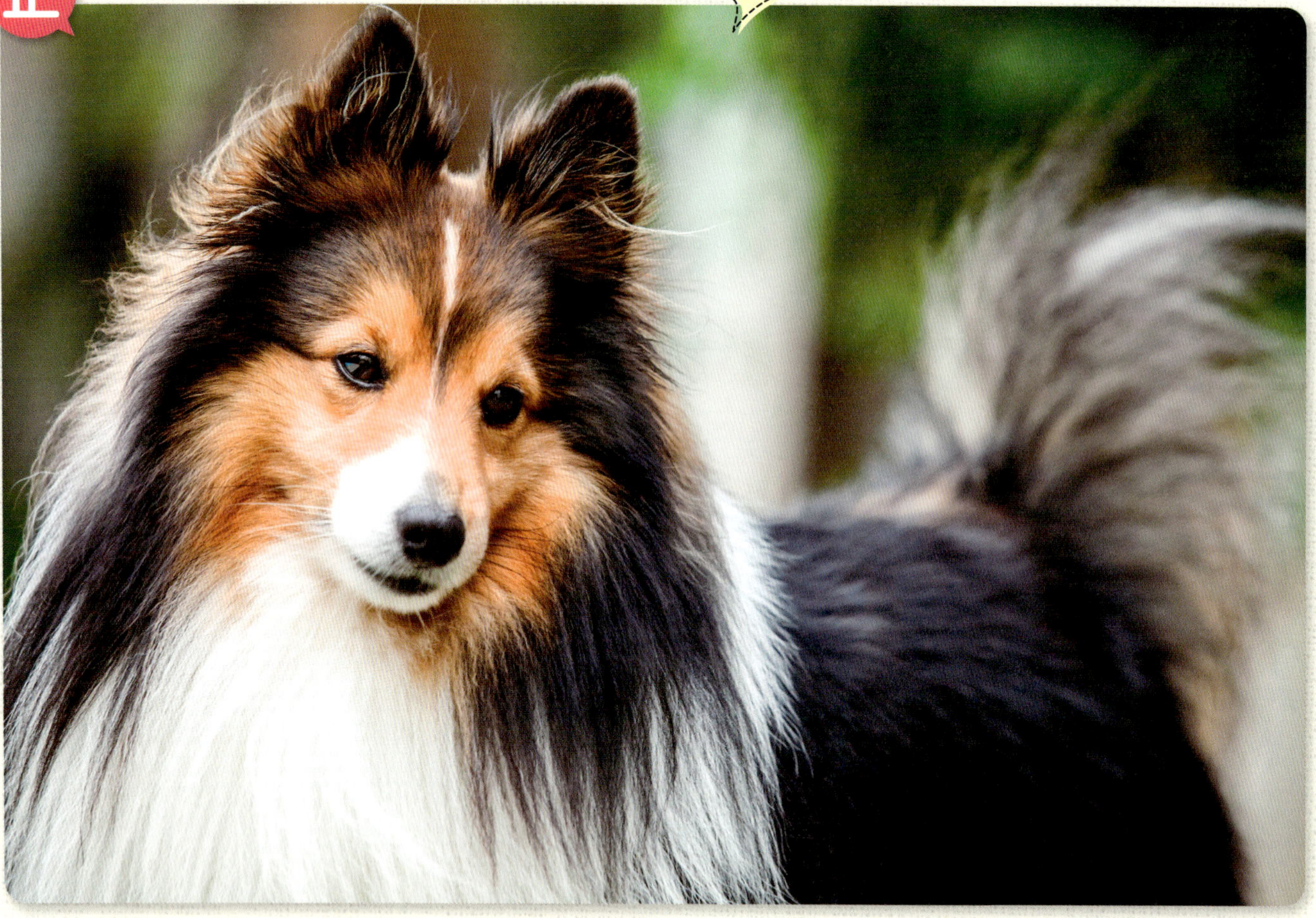

誤

まちがいは５つ。１分で探してわん。

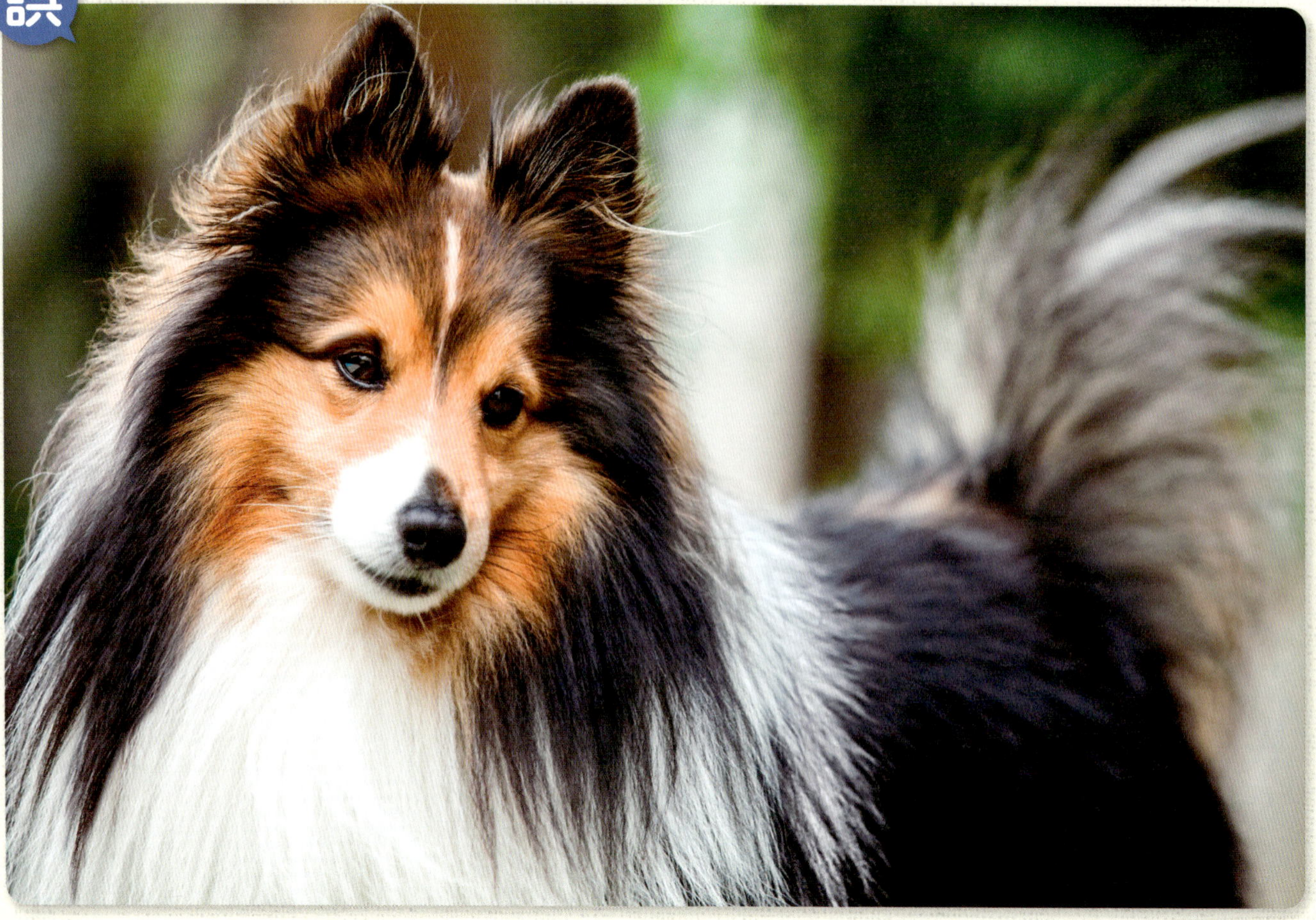

➡解答は70ページ

48 ボクシングトレーナー犬

1分で見つけた数	個
全部見つけるまでの時間	分　秒

いけー！

やれー！

そこだー！

正

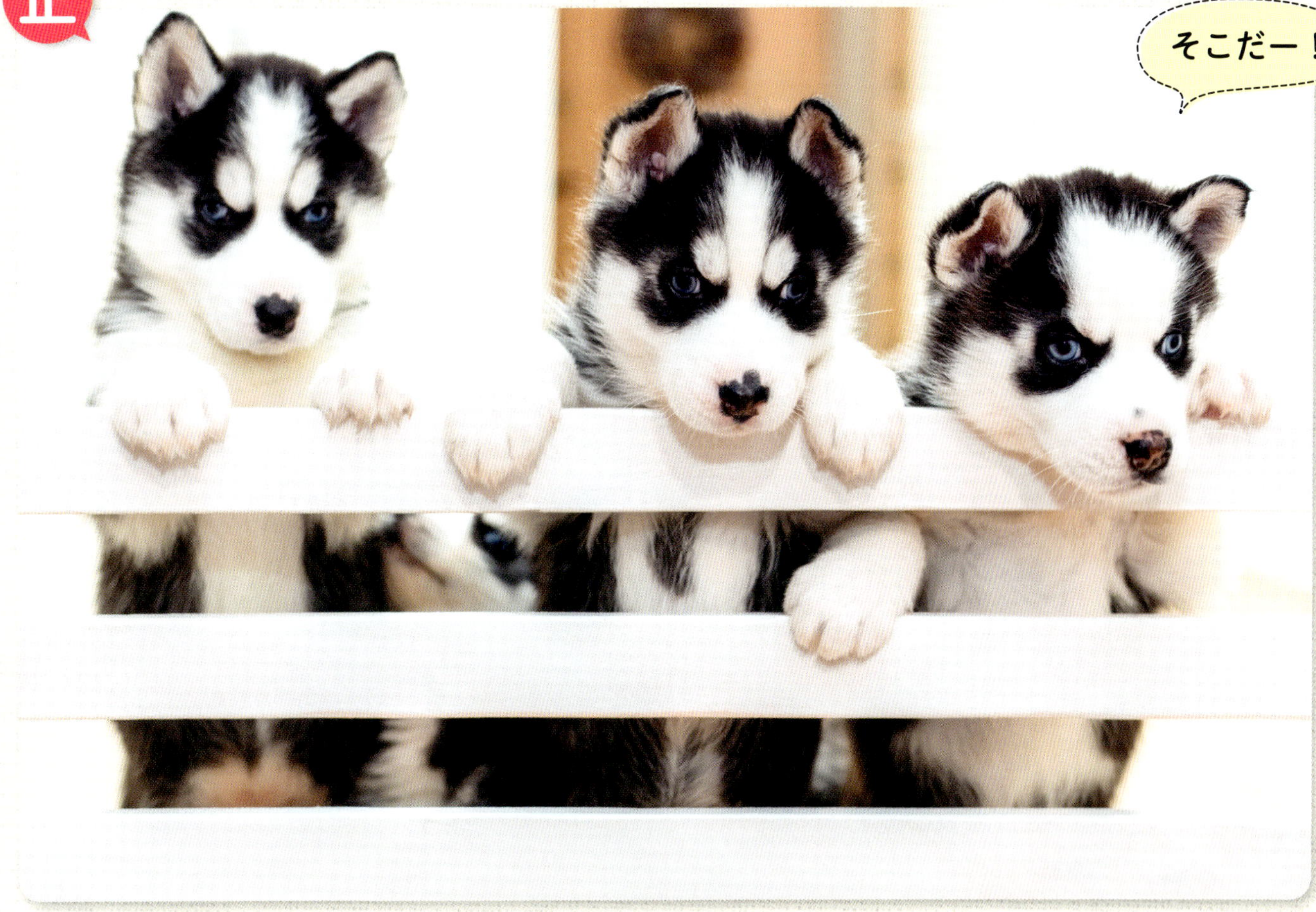

誤

まちがいは5つ。1分で探してわん。

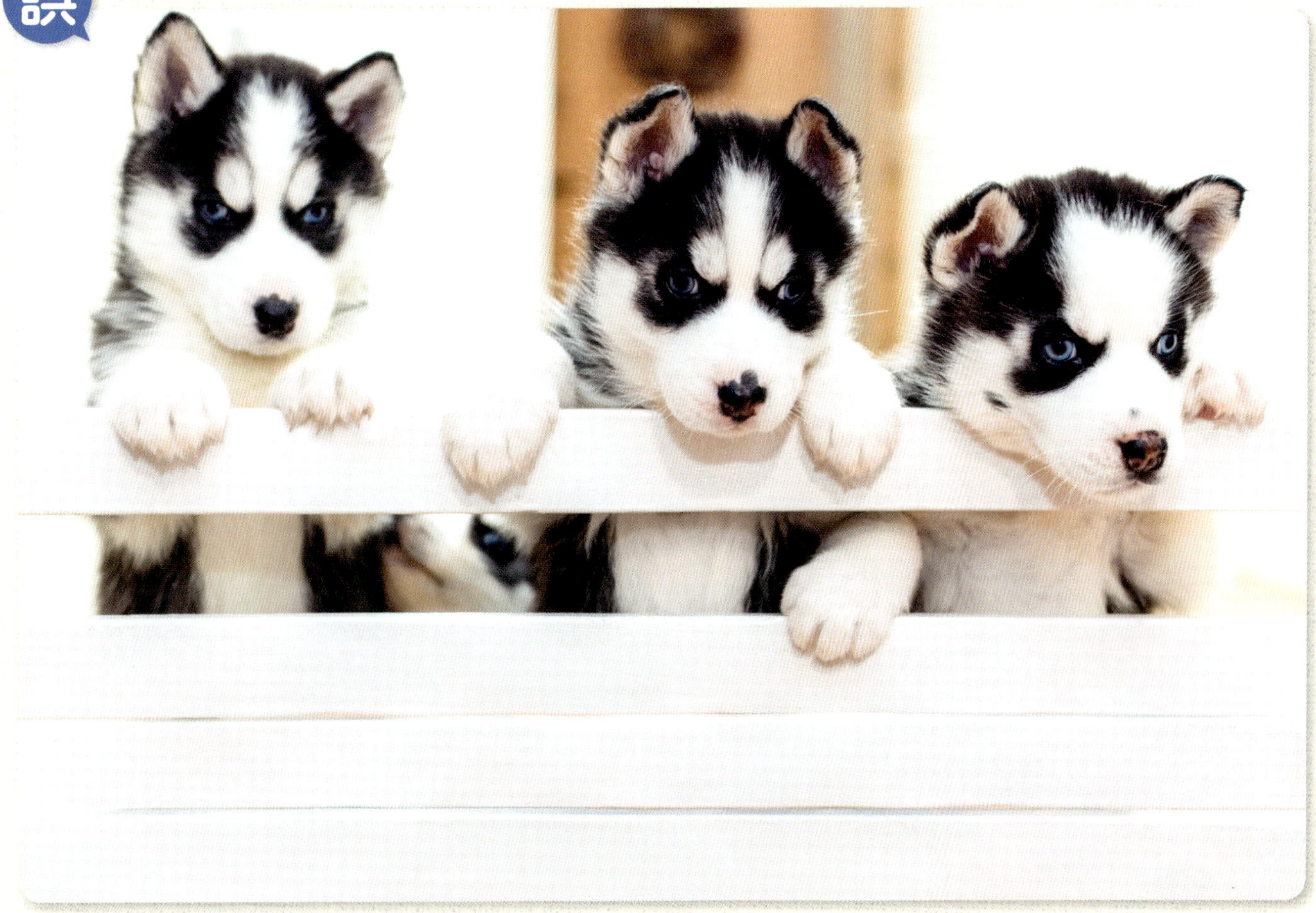

➡解答は70ページ

49 朝の占いチェック犬

今日の運勢
最下位だ…

1分で見つけた数	個	
全部見つけるまでの時間	分	秒

正

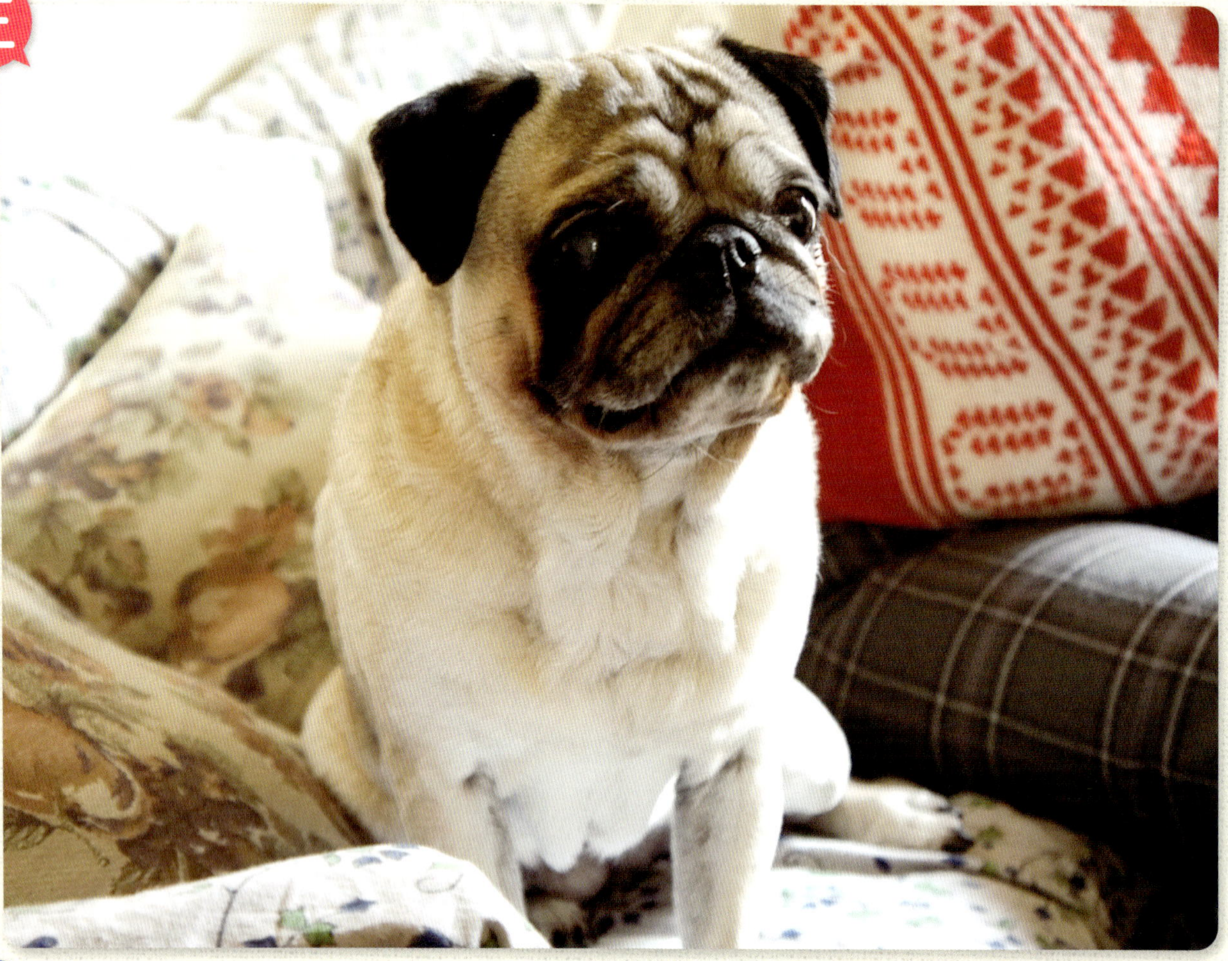

誤

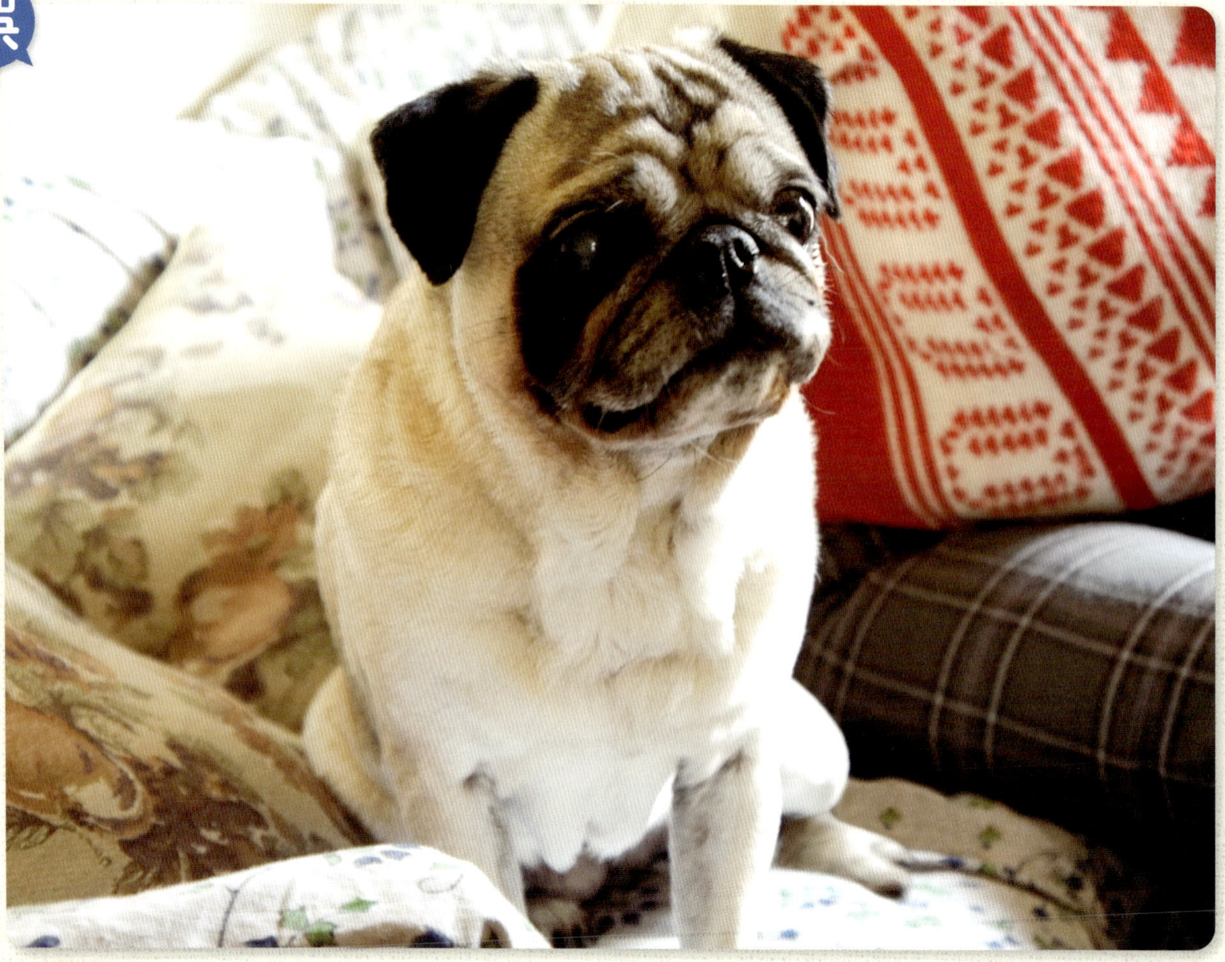

まちがいは5つ。1分で探してわん。

➡解答は70ページ

50 かっこつけ犬

こないだ俳優さんが
こうやってた

1分で見つけた数	個
全部見つけるまでの時間	分　秒

正

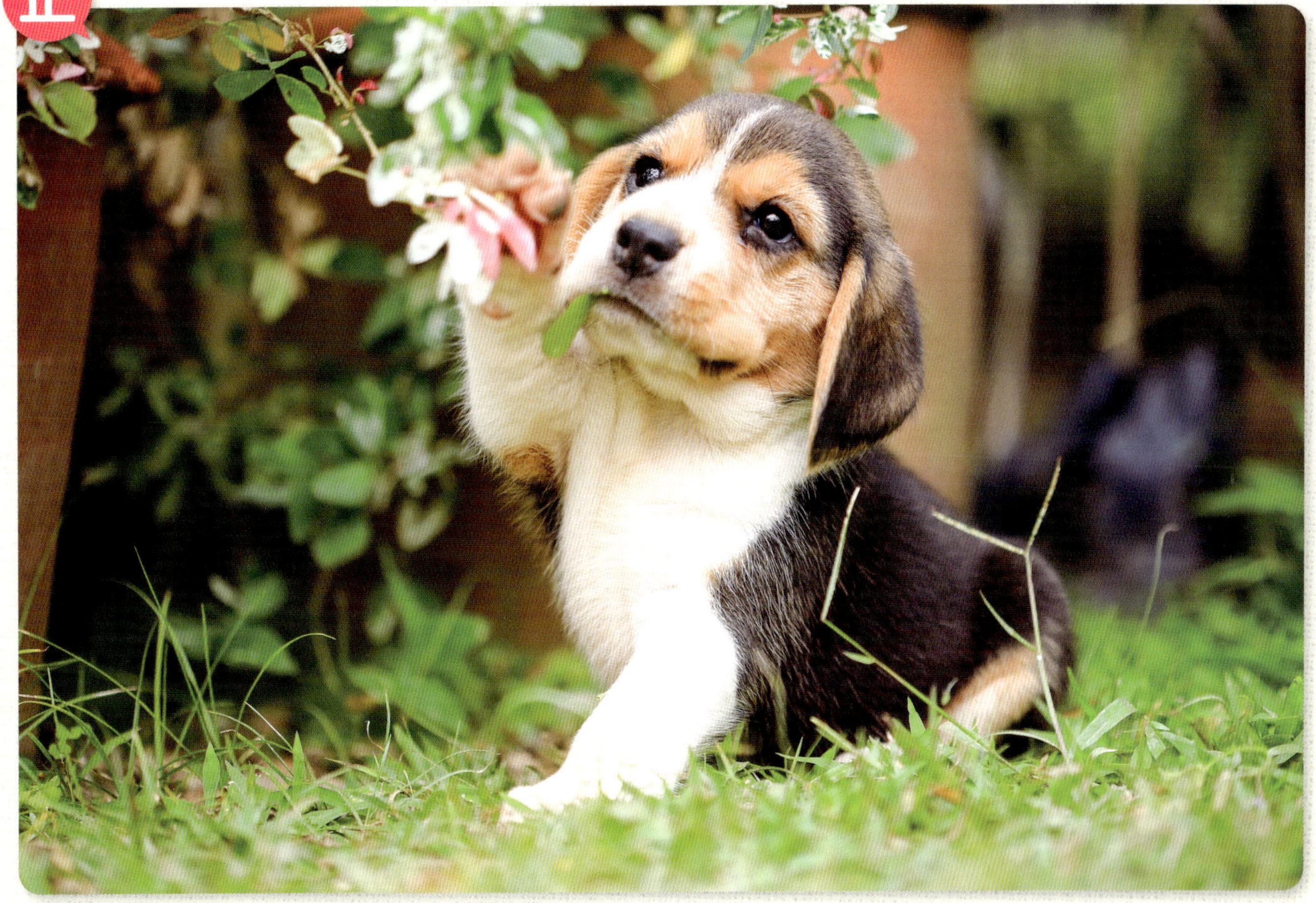

誤

まちがいは５つ。１分で探してわん。

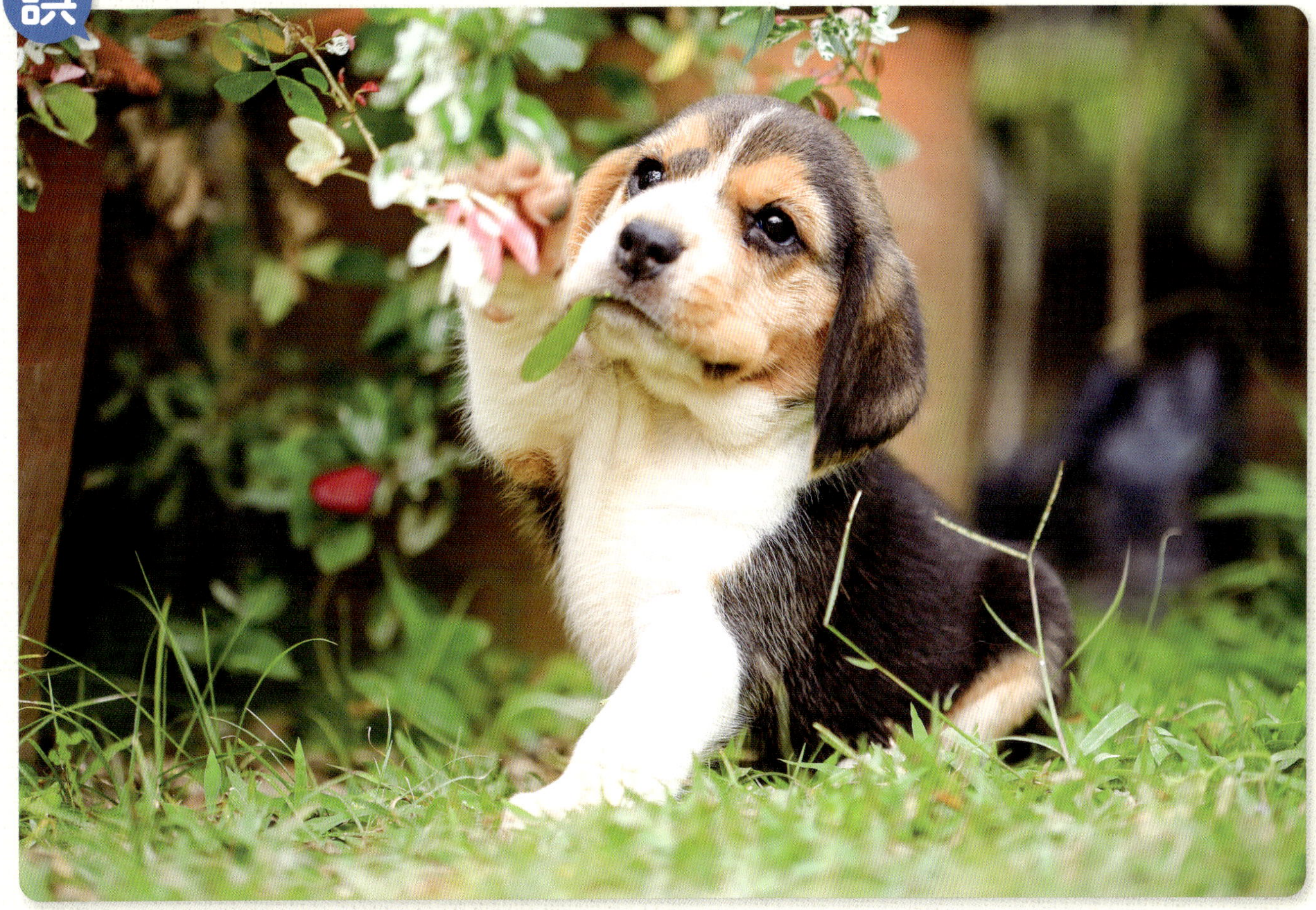

➡解答は70ページ

51 力加減違う犬

コラ！　そこは
いっぱい噛んだらダメよ！

1分で見つけた数	個
全部見つけるまでの時間	分　秒

正

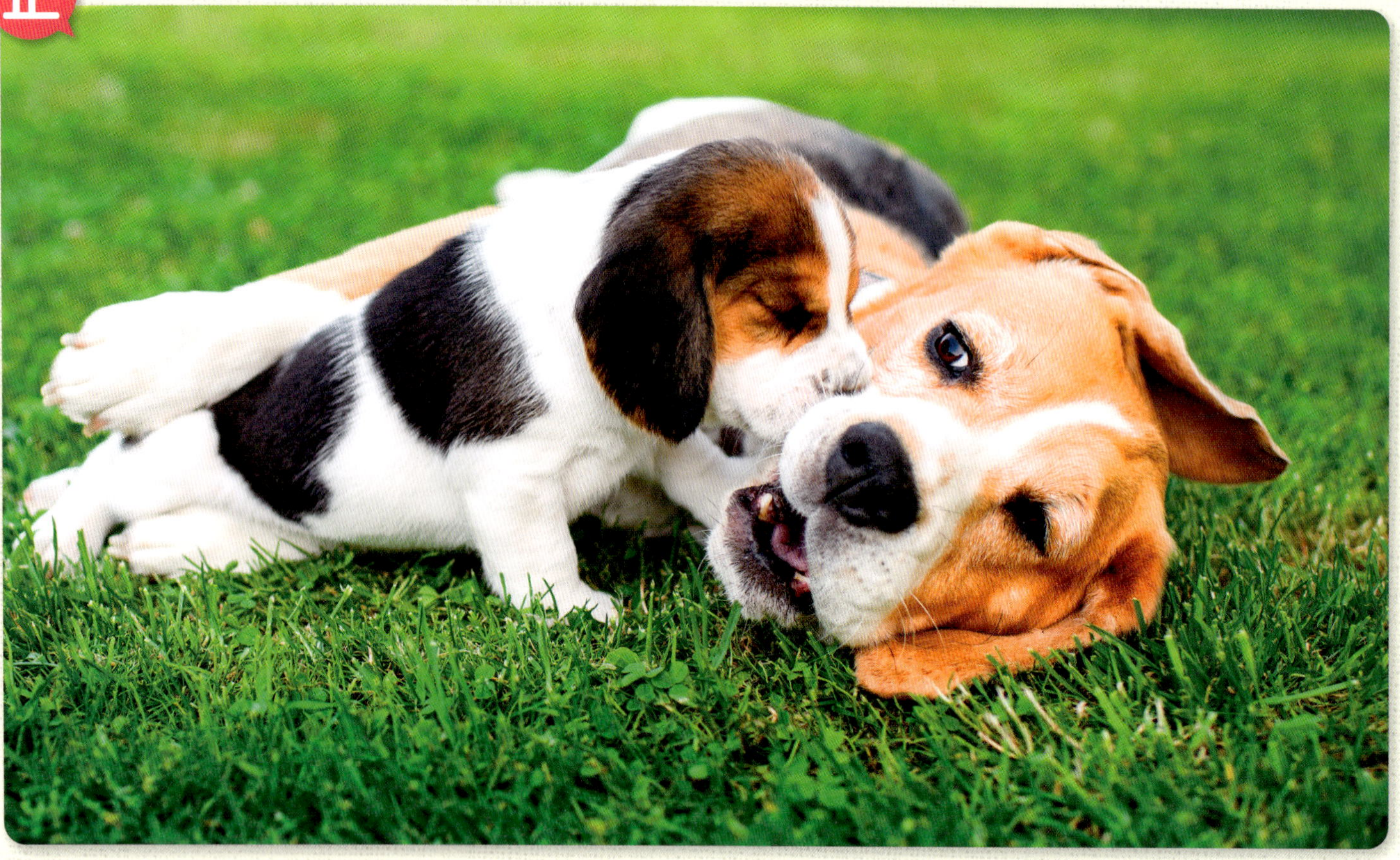

誤　まちがいは５つ。１分で探してわん。

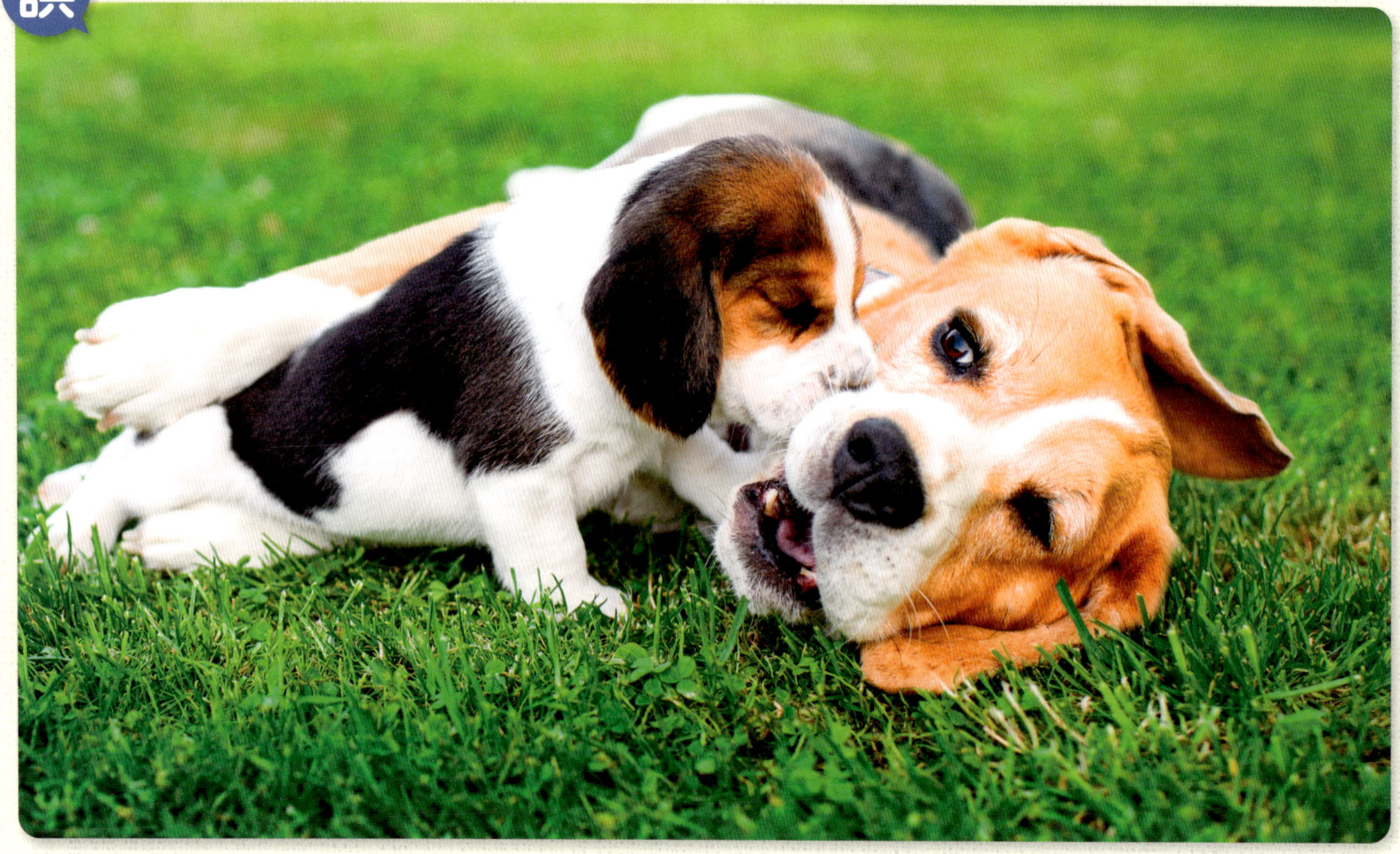

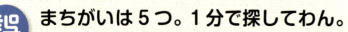

➡解答は70ページ

52 エッホエッホ犬

エッホ、エッホ…ふぅ。
歩くの疲れたなぁ

1分で見つけた数	個
全部見つけるまでの時間	分　秒

正

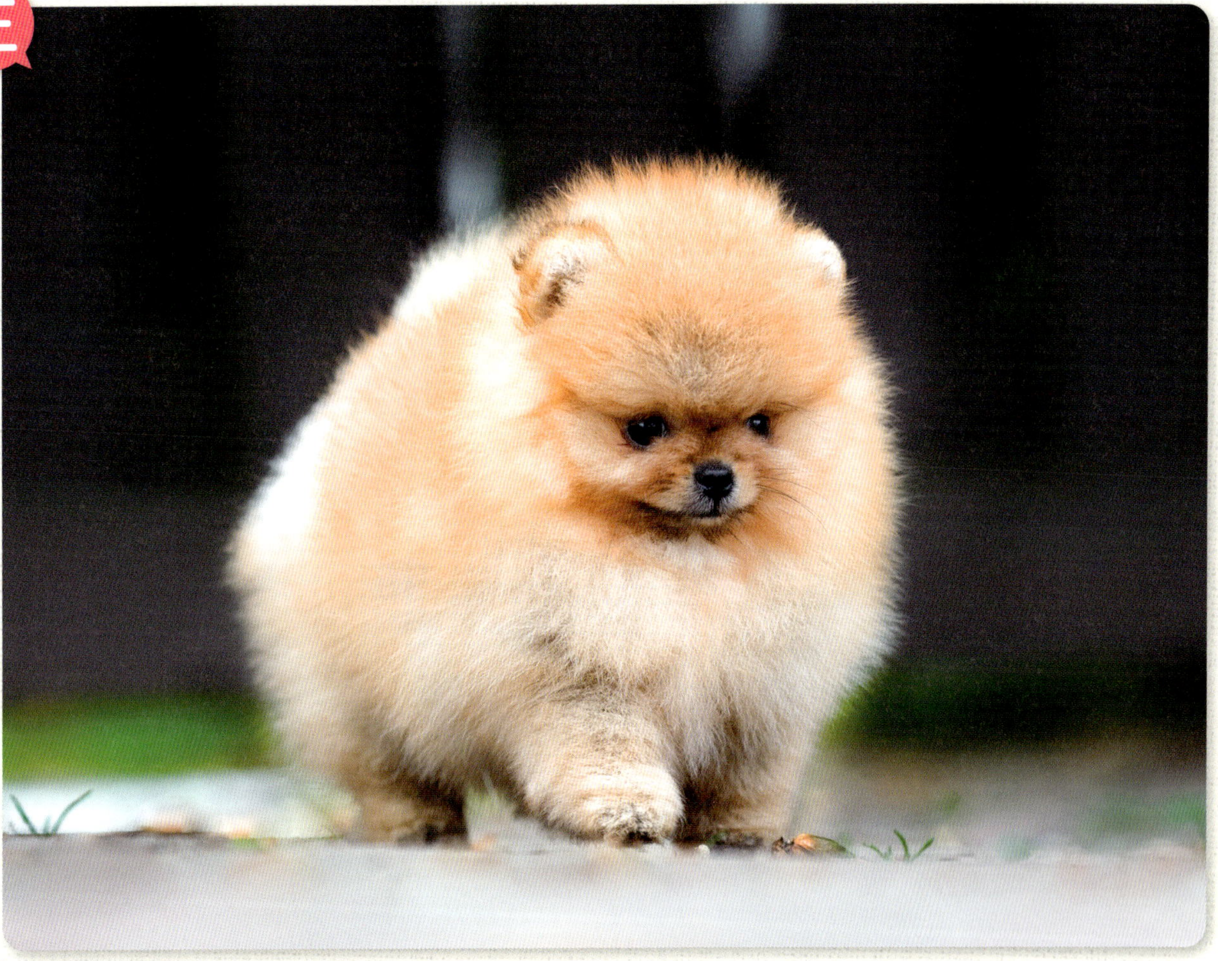

誤

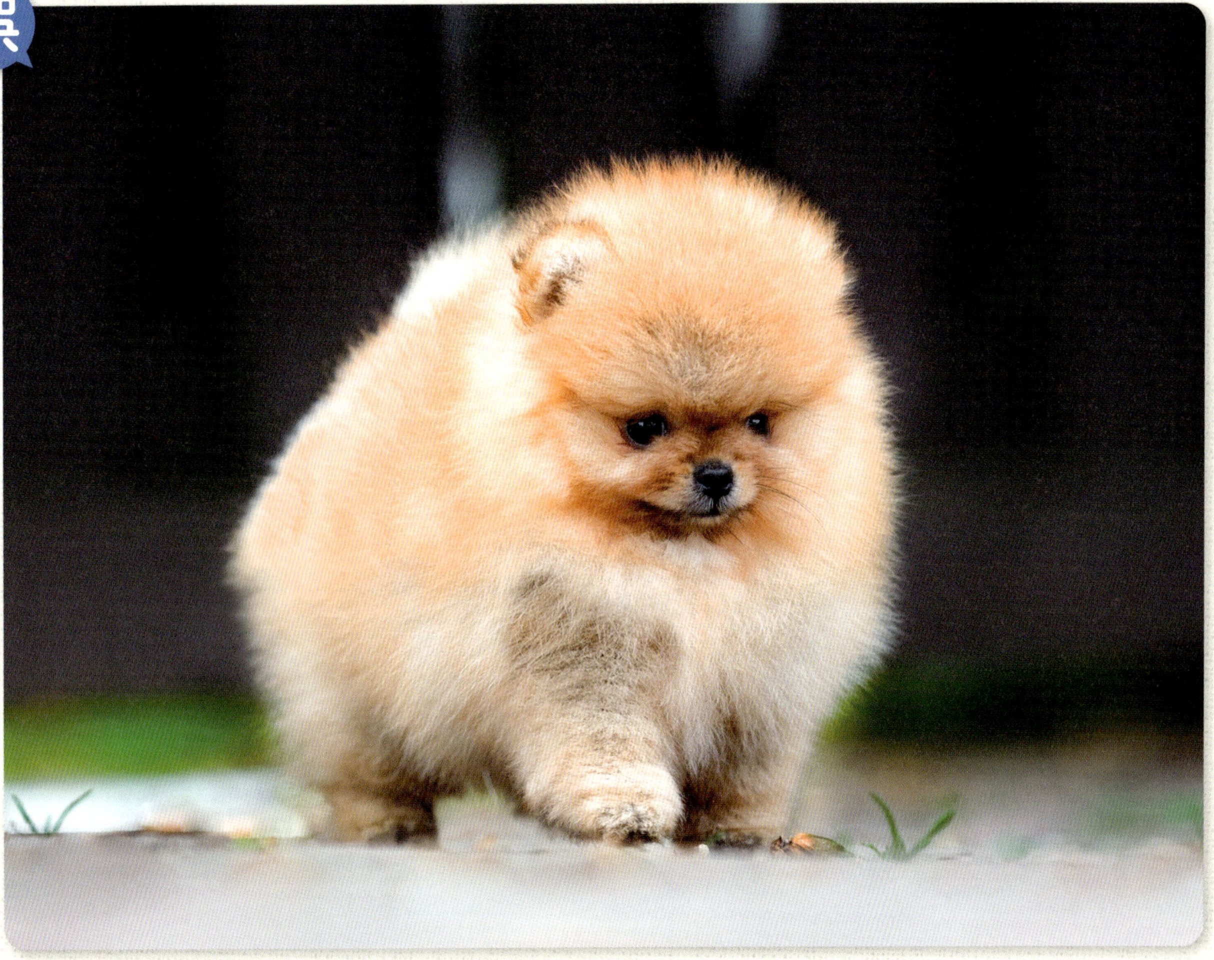

まちがいは5つ。1分で探してわん。

➡解答は70ページ

53 イースター犬

ボクは
タマゴの王様さ

1分で見つけた数	個
全部見つけるまでの時間	分　秒

正

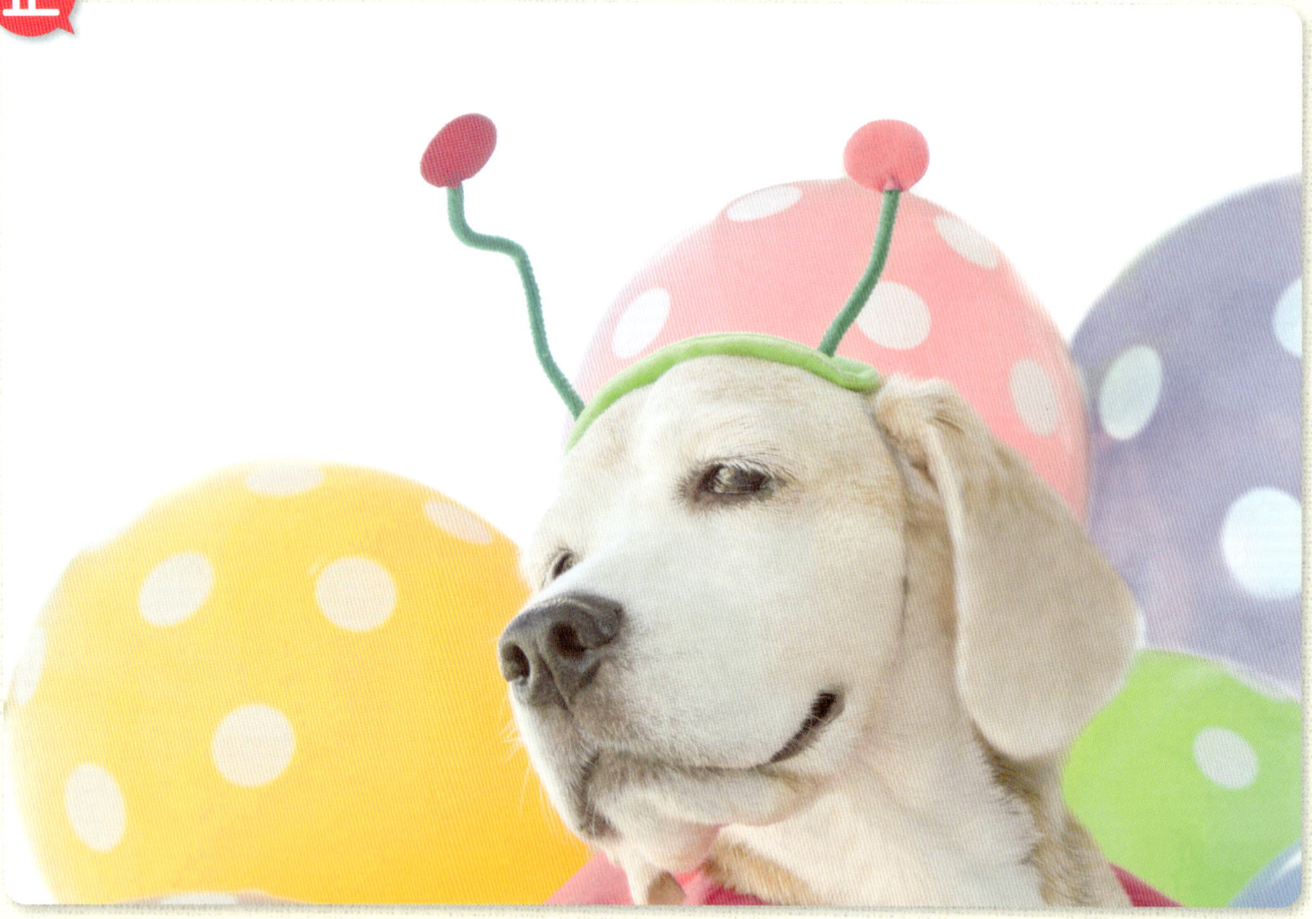

誤　まちがいは5つ。1分で探してわん。

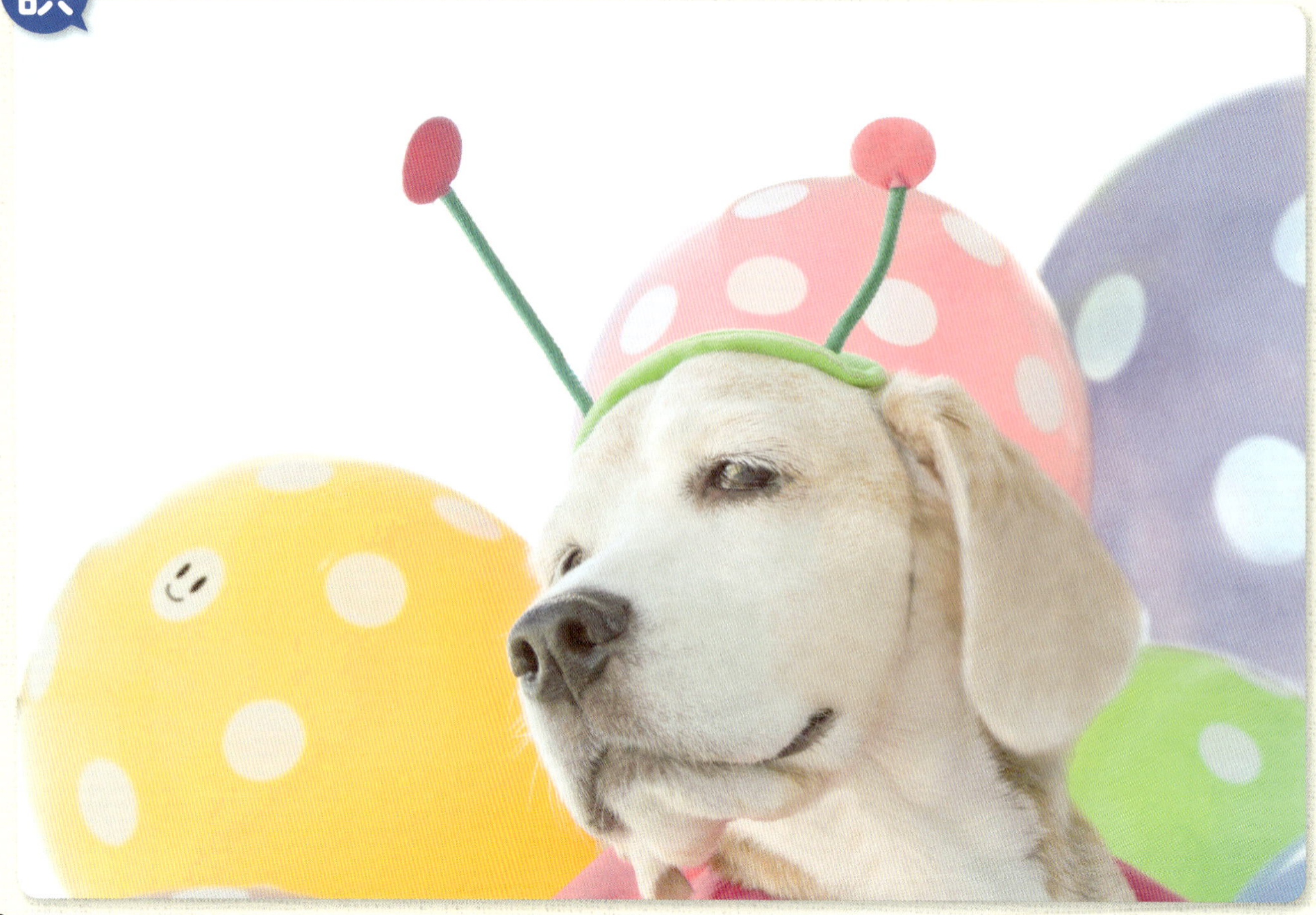

➡解答は70ページ

54 山の休憩所犬

お茶どうですか〜。
甘いのもありますよ〜

1分で見つけた数	個
全部見つけるまでの時間	分　秒

正

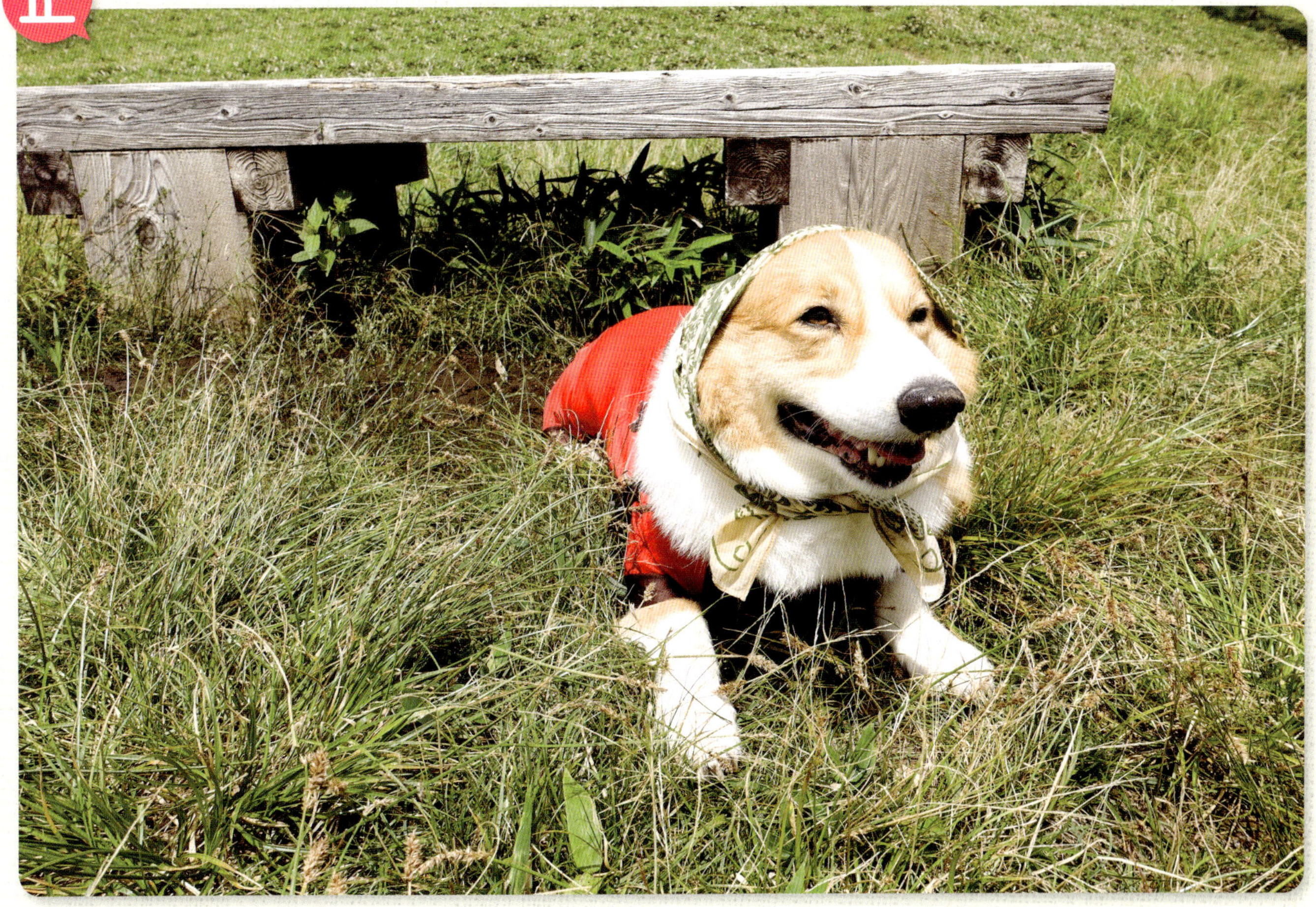

誤

まちがいは５つ。１分で探してわん。

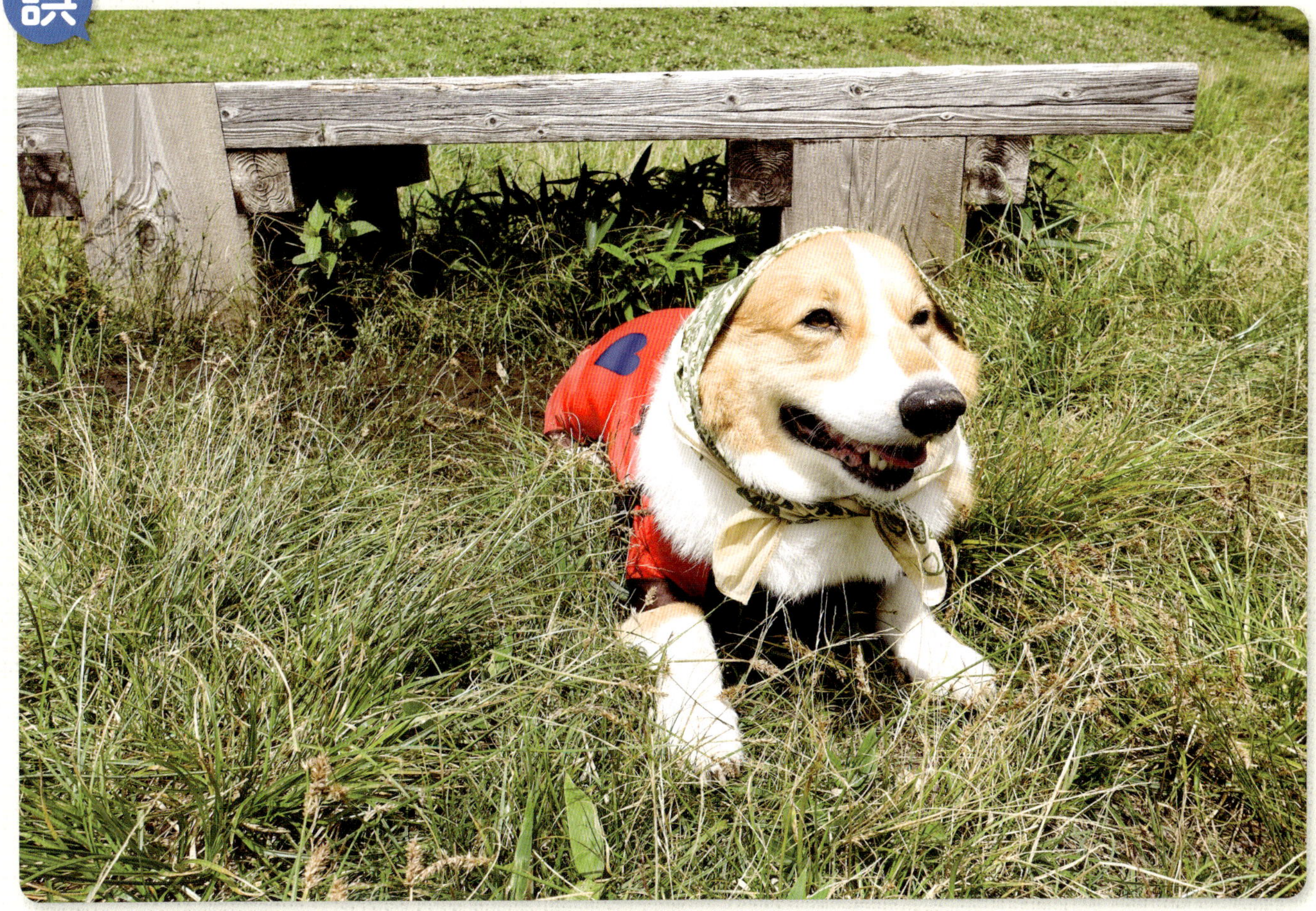

➡解答は71ページ

55 テンション上がる犬

昨日雨で
お散歩行けなくてさー。
やっと晴れた～

1分で見つけた数	個
全部見つけるまでの時間	分　秒

正

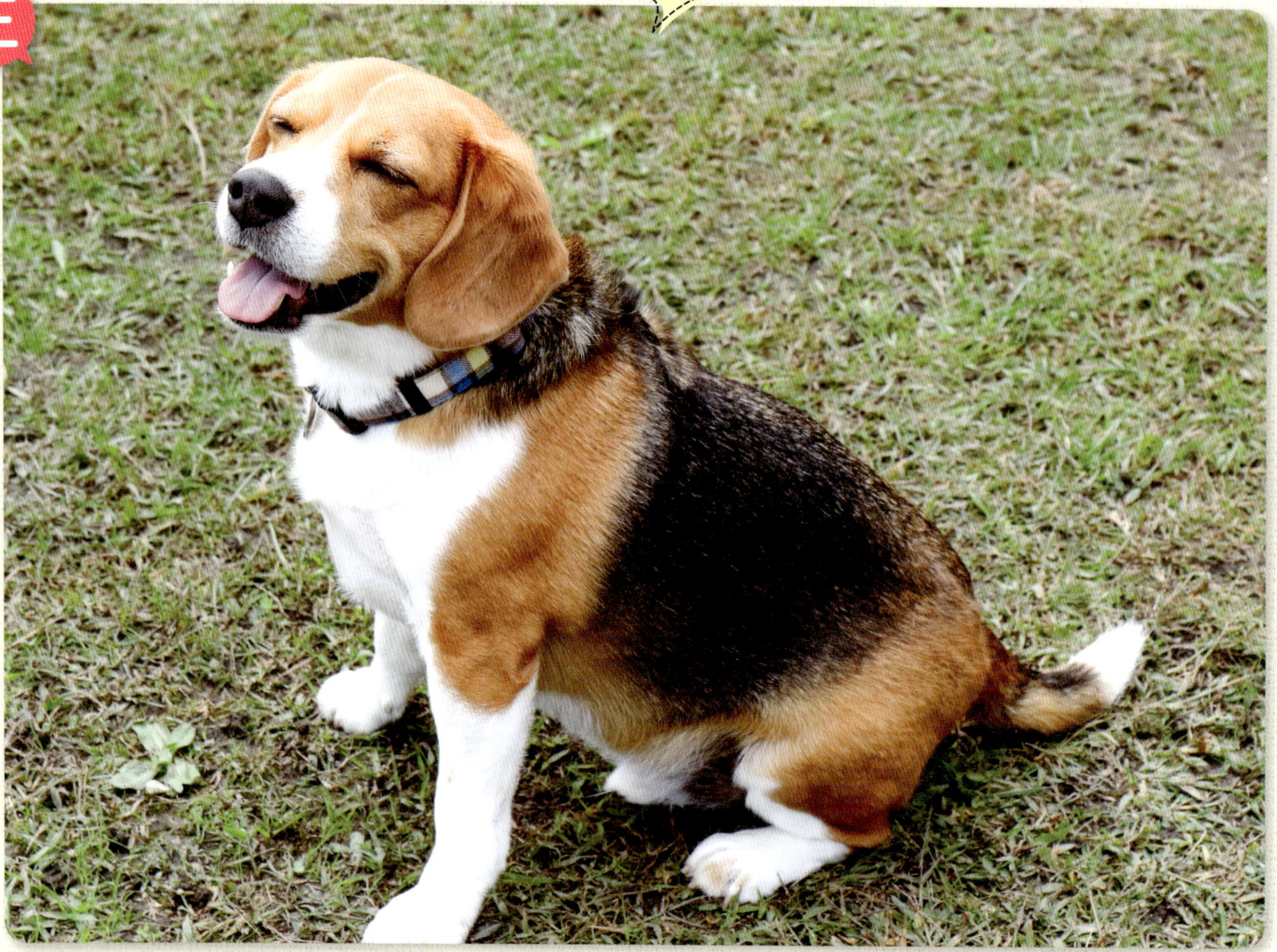

誤

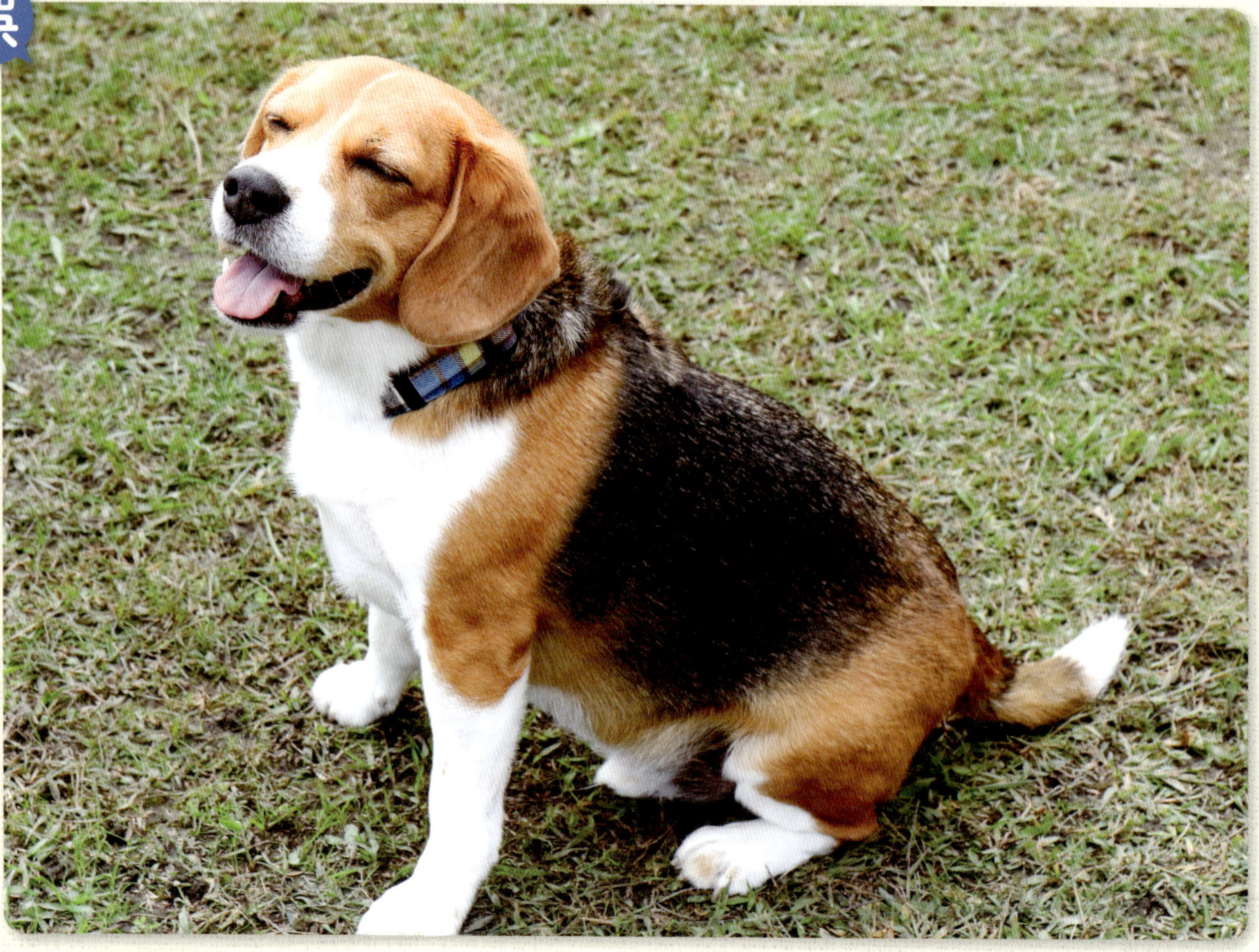

まちがいは5つ。1分で探してわん。

解答は71ページ

56 綿あめ犬

あの雲、
綿あめみたいだぁ

1分で見つけた数	個
全部見つけるまでの時間	分　秒

正

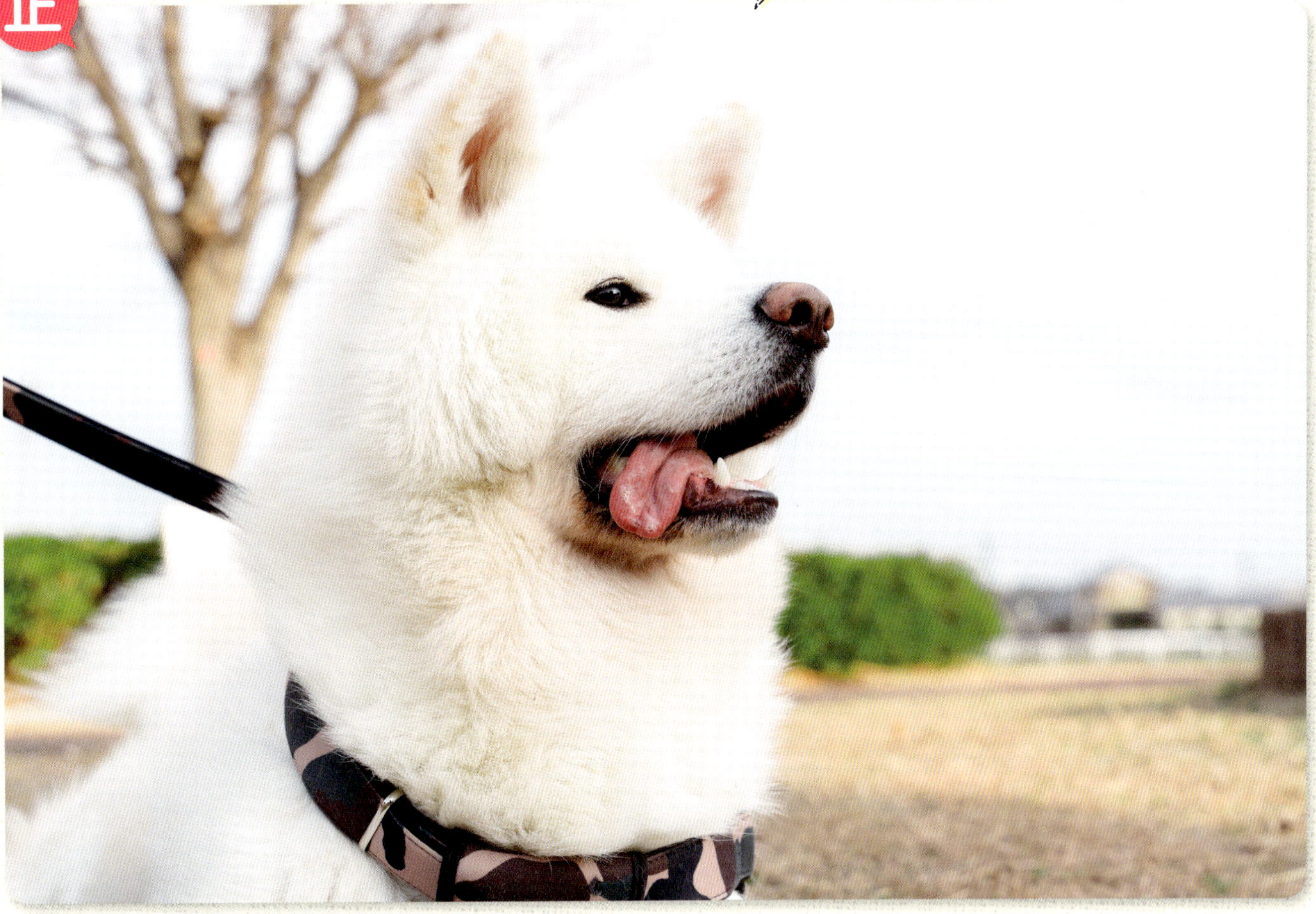

誤　まちがいは5つ。1分で探してわん。

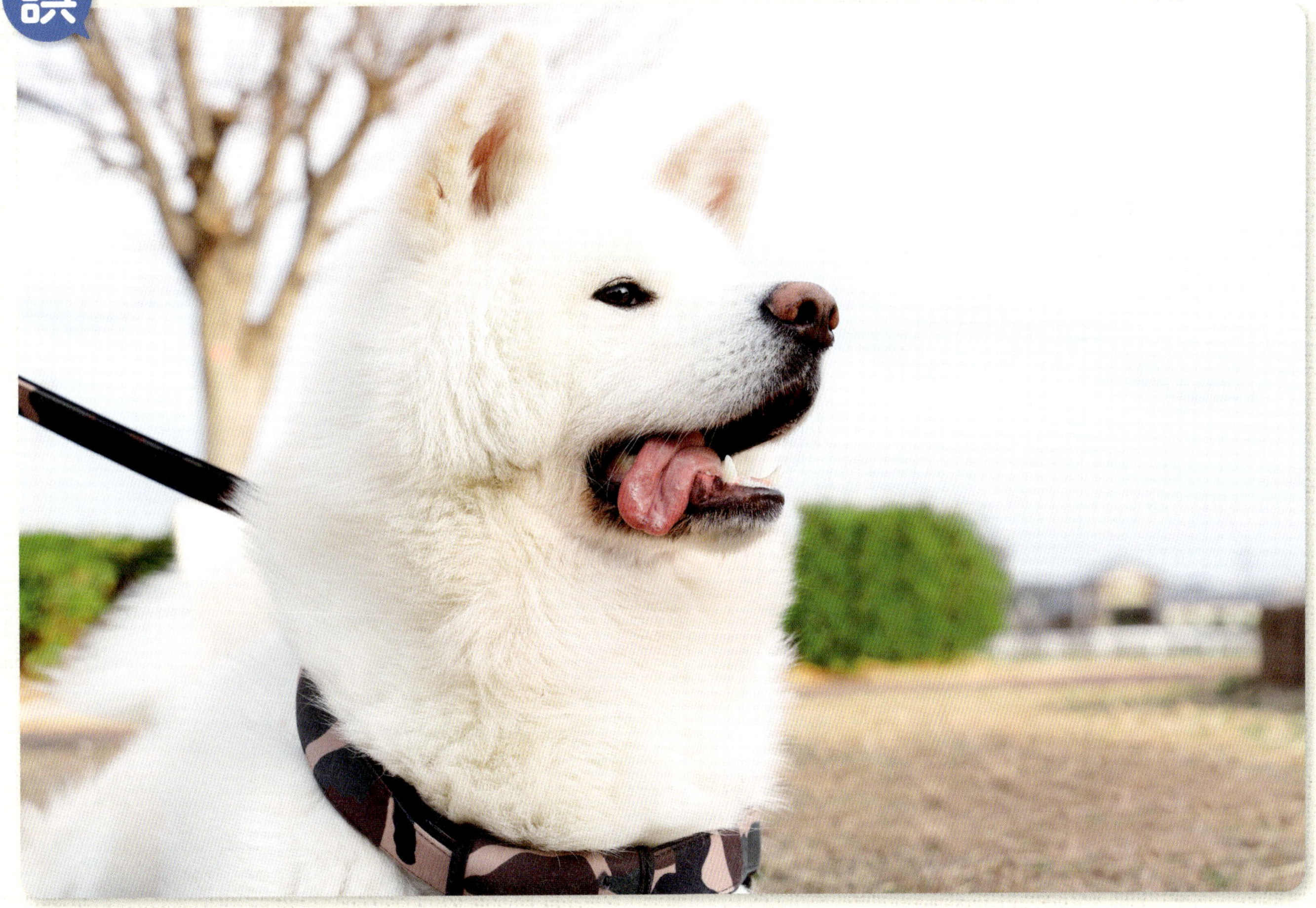

➡解答は71ページ

57 誤解だよ犬

眼鏡なんて隠してないよ。
それに、君の頭にあるのはなんだい？

1分で見つけた数	個
全部見つけるまでの時間	分　秒

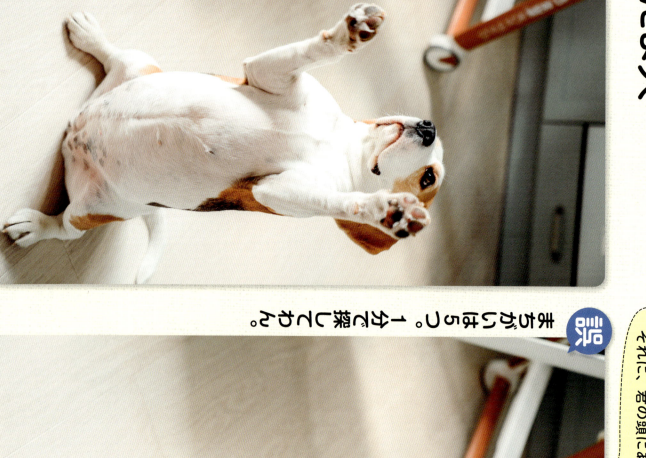

正

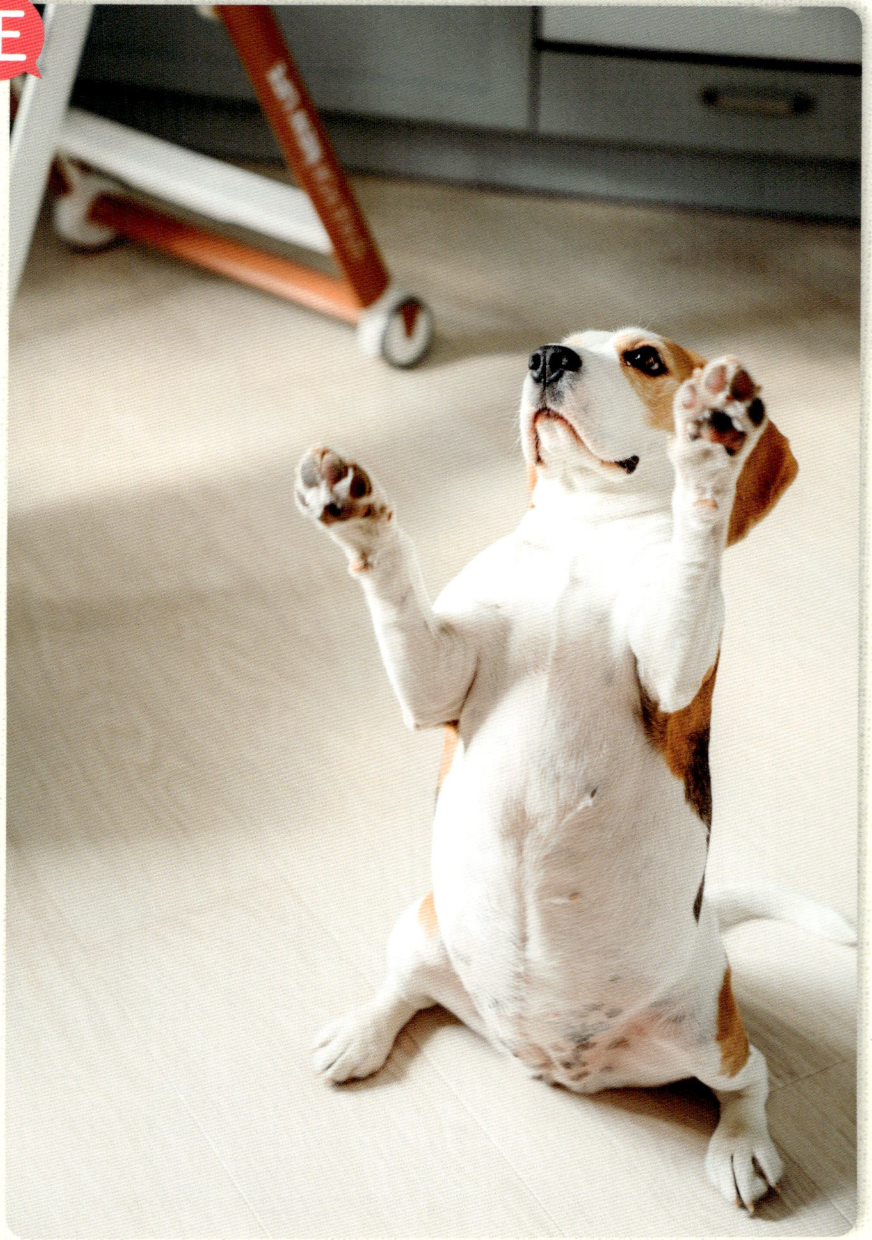

誤

まちがいは5つ。1分で探してわん。

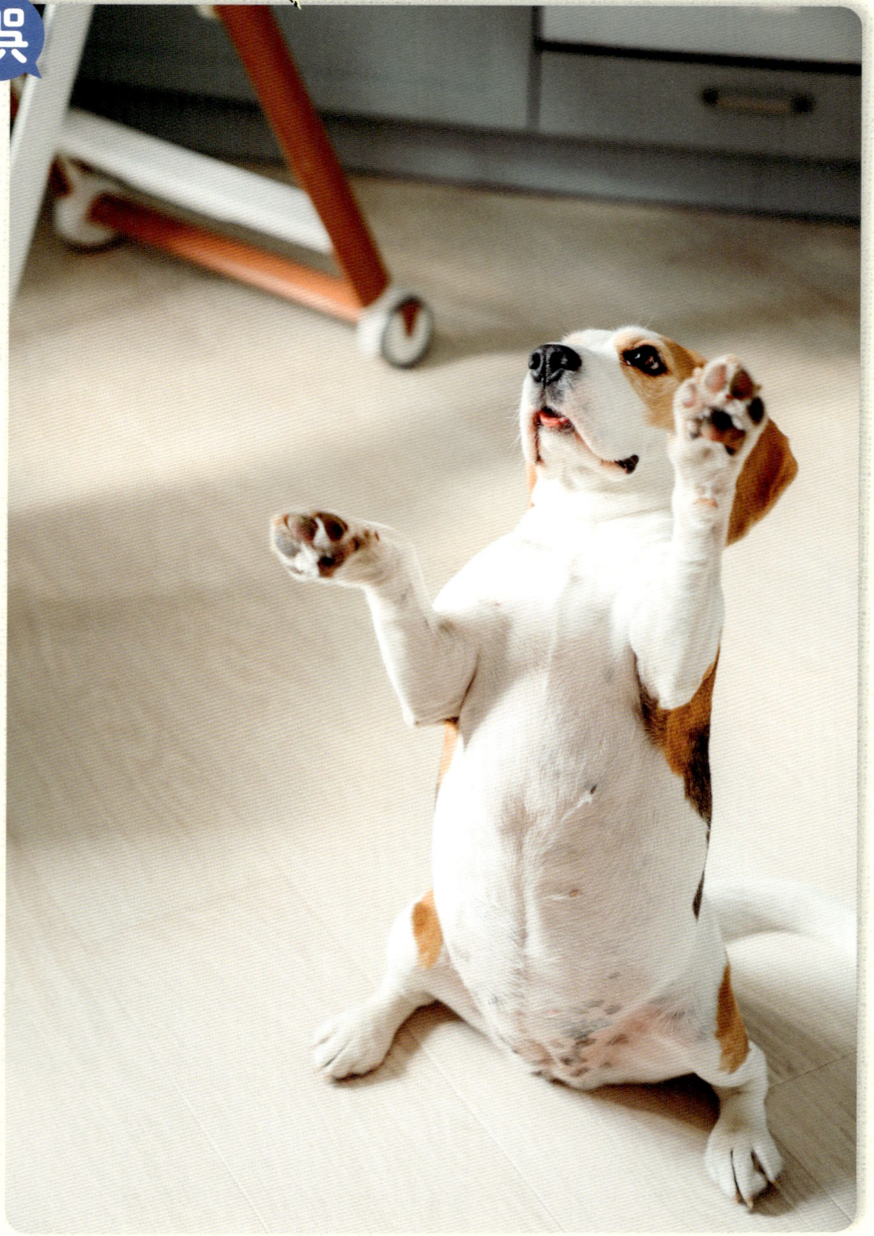

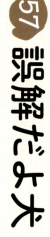

➡解答は71ページ

58 整体犬

あー。そこはちょっと
痛いかもしれないです

1分で見つけた数	個
全部見つけるまでの時間	分　秒

正

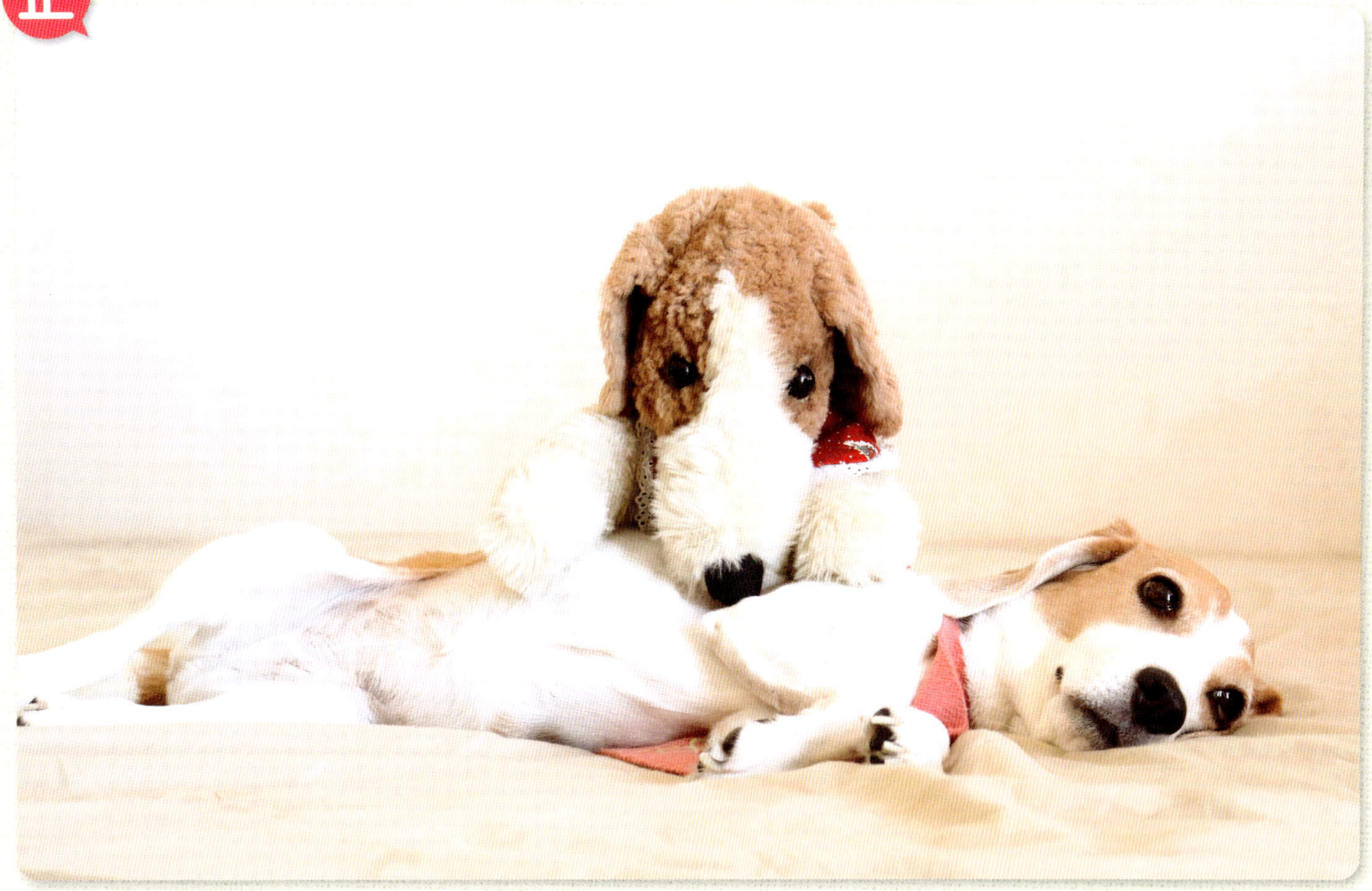

誤

まちがいは5つ。1分で探してわん。

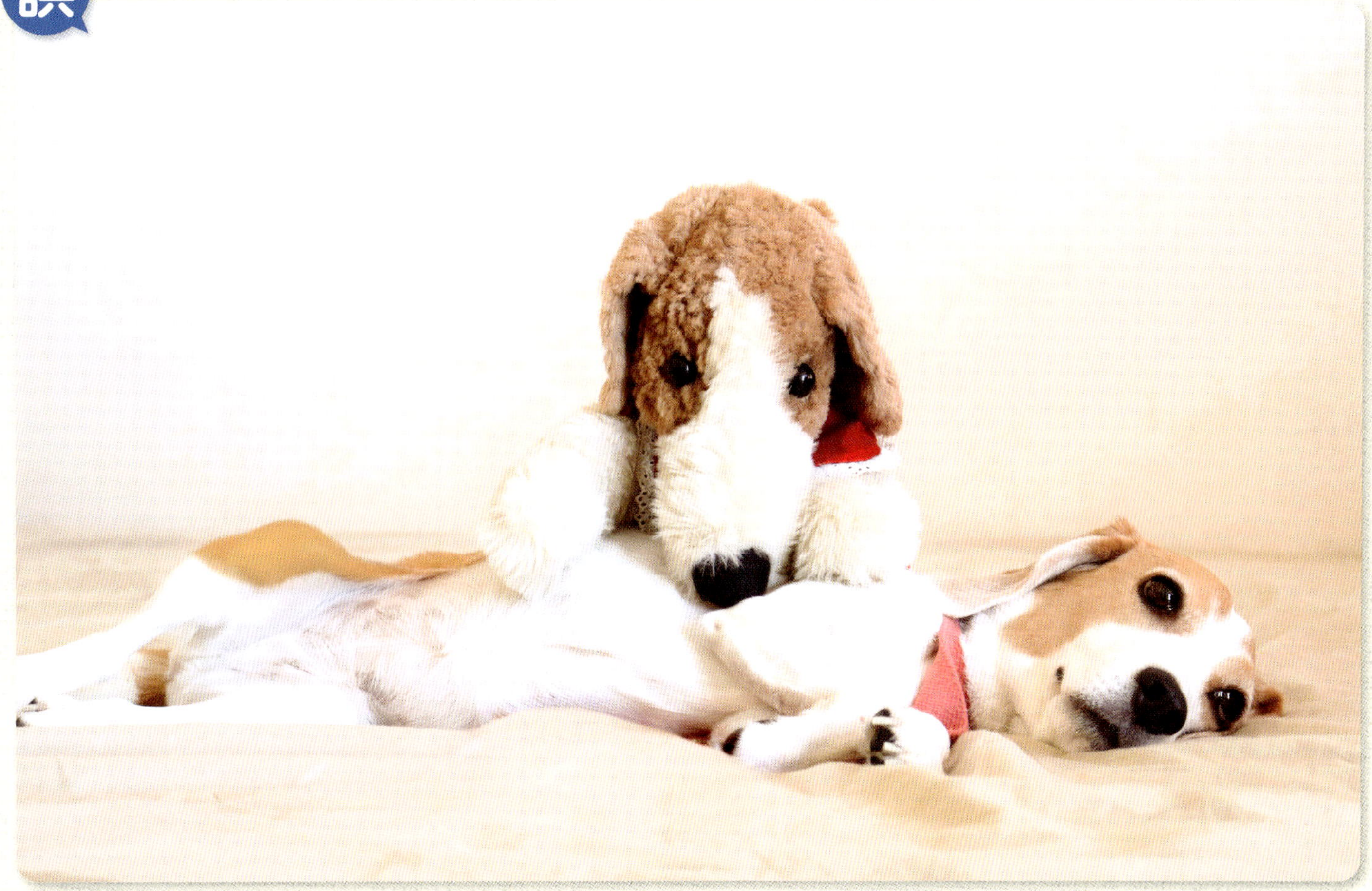

➡解答は71ページ

59 ラブラブ犬

あなた
今日もステキよ

1分で見つけた数	個
全部見つけるまでの時間	分　秒

正

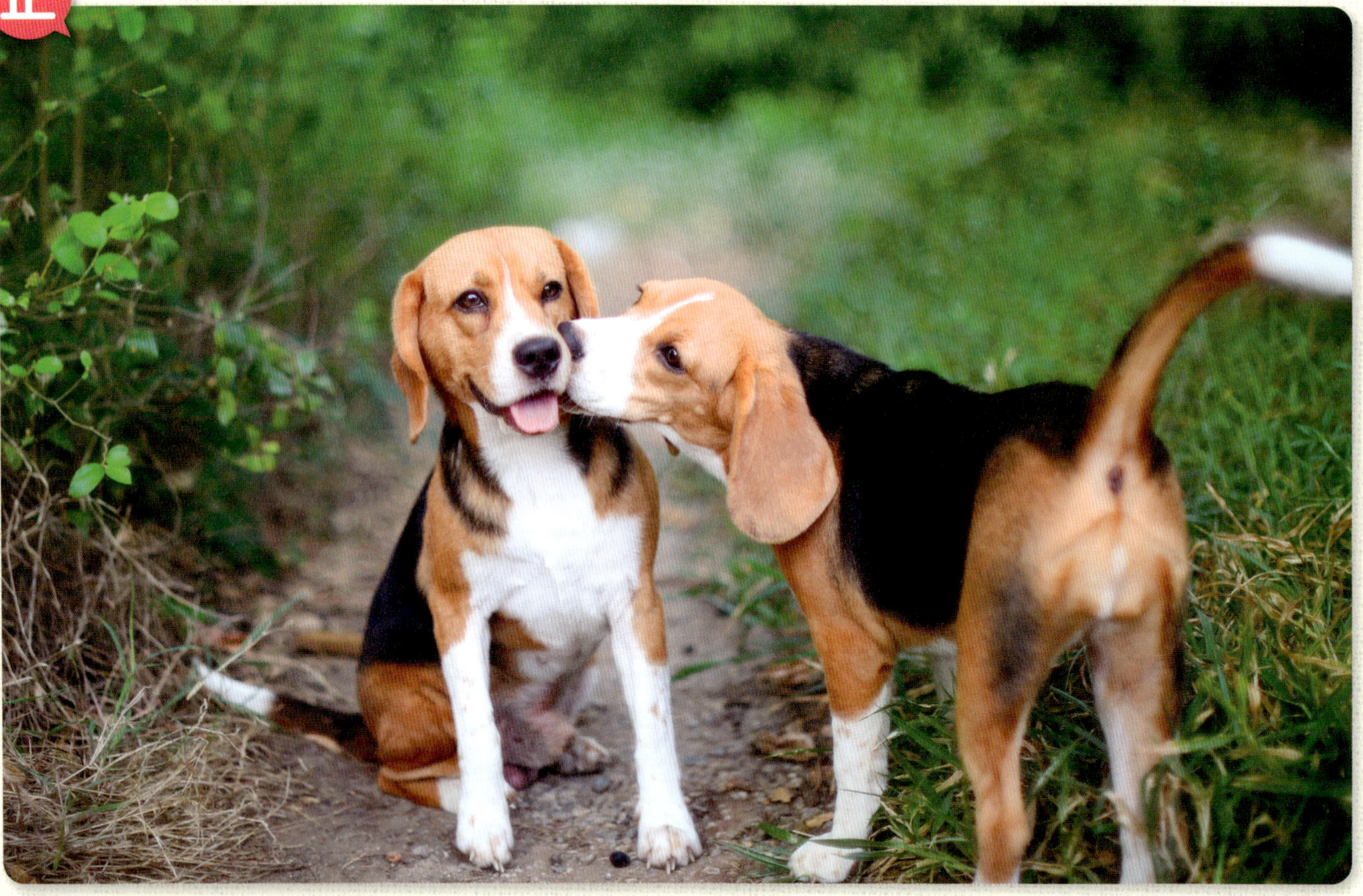

誤　まちがいは5つ。1分で探してわん。

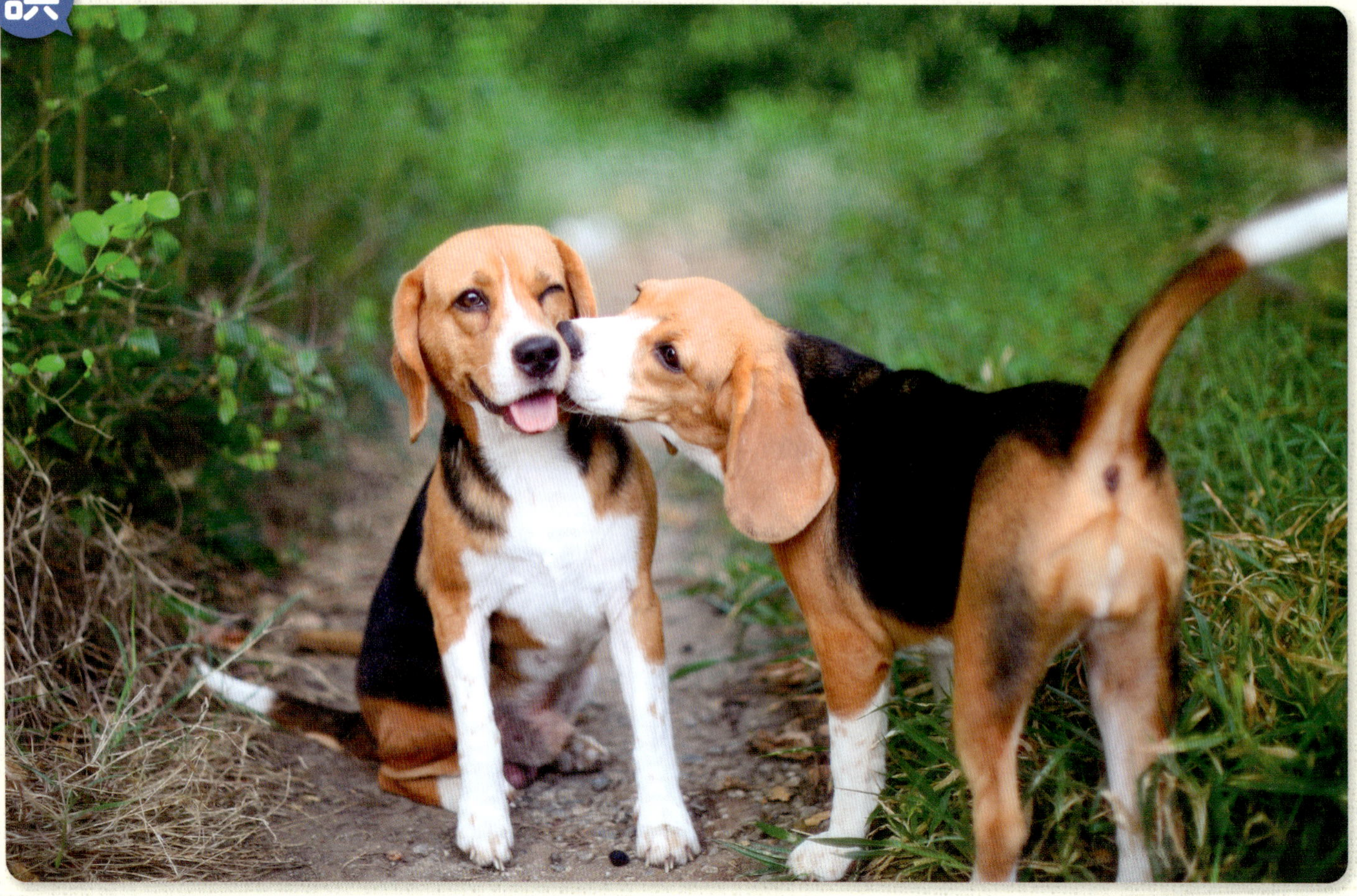

➡解答は71ページ

60 いちゃいちゃ犬

ここのポジションは
譲らないぞ

1分で見つけた数	個
全部見つけるまでの時間	分　秒

正

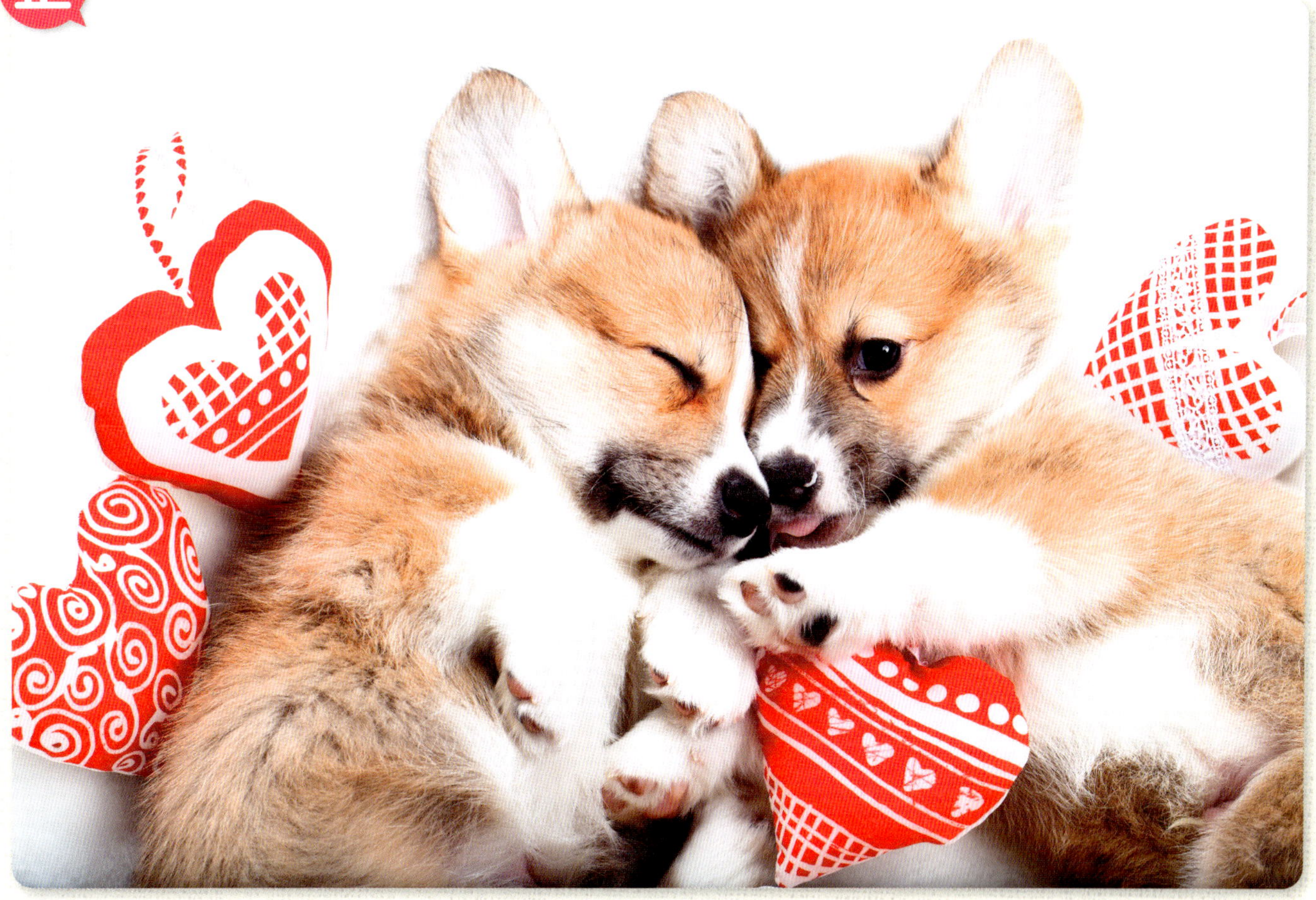

誤　まちがいは５つ。１分で探してわん。

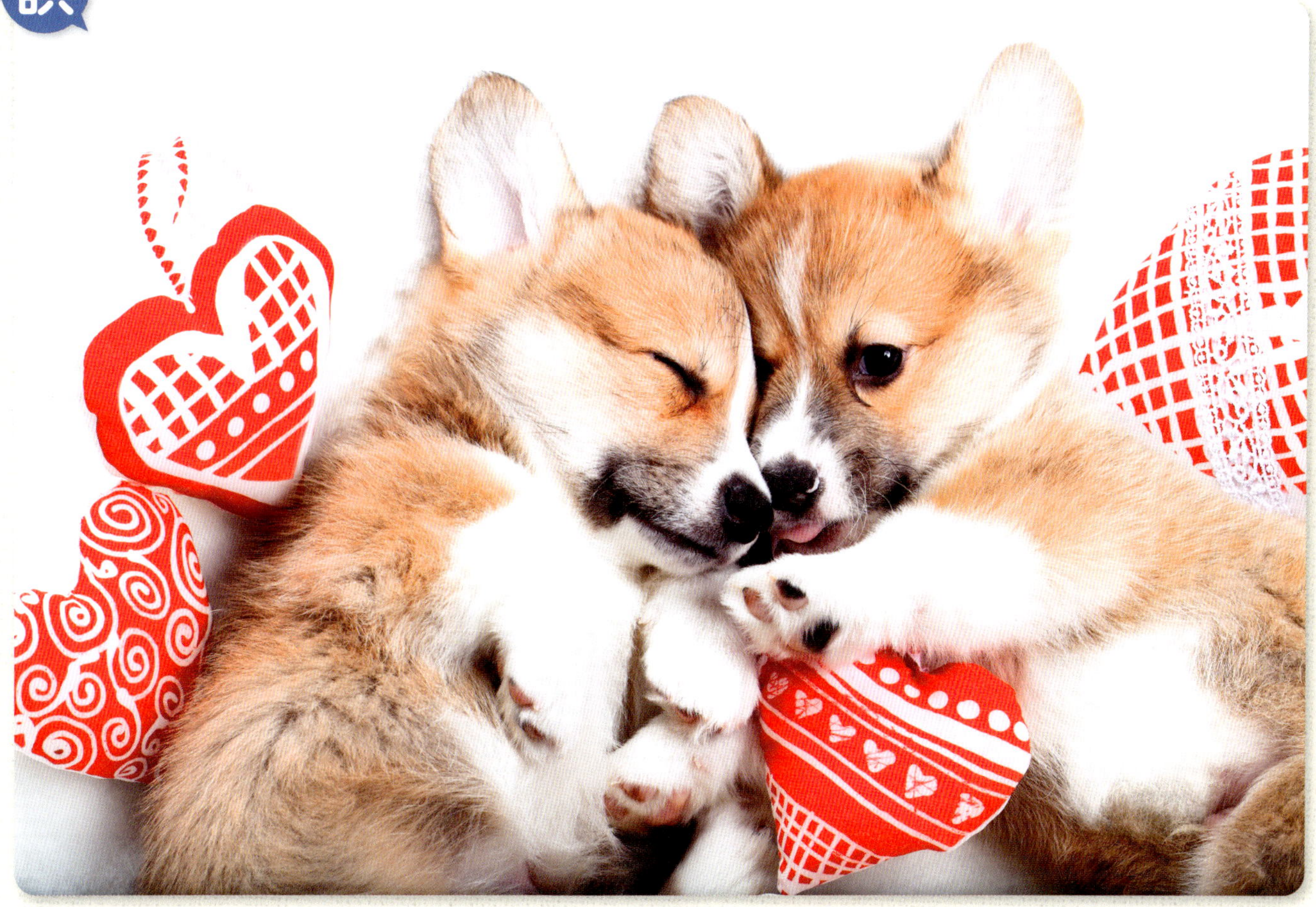

➡解答は71ページ

解答

※印刷による汚れ・カスレなどはまちがいに含まれません。

本書のまちがいさがしのやり方 人事採用犬（P4）

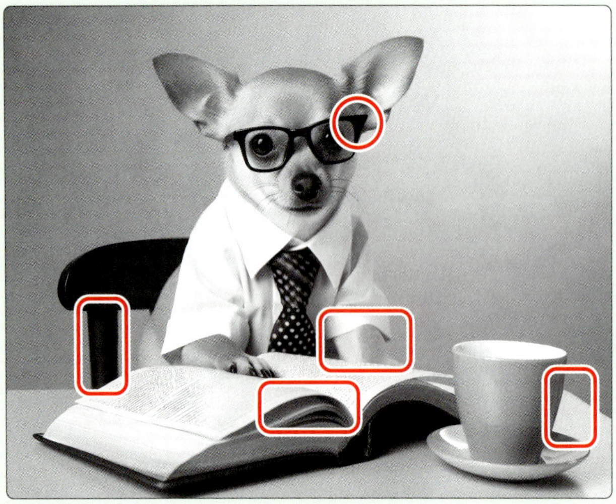

❶わくわく犬（P5）

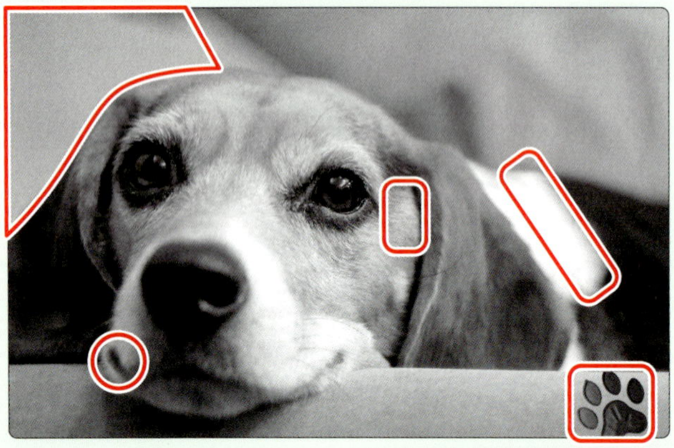

❷ソフト拒否犬（P6）

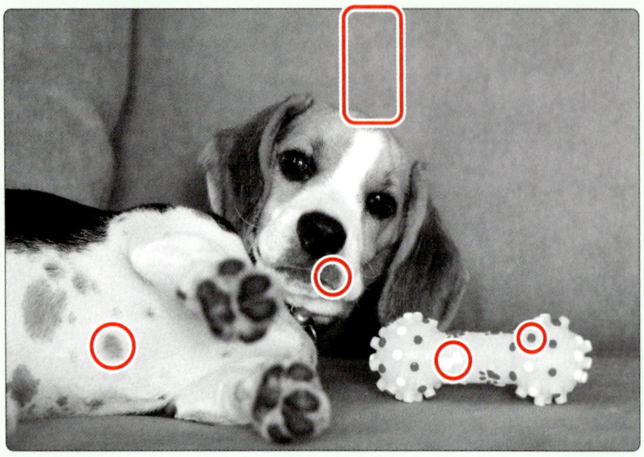

❸代表で注文犬（P7）

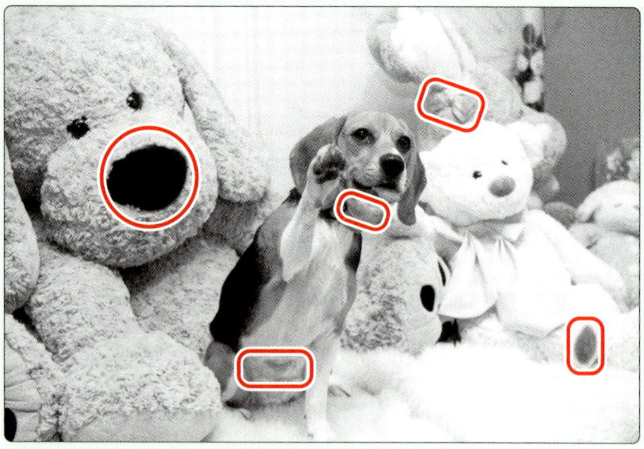

❹討伐犬（P8）

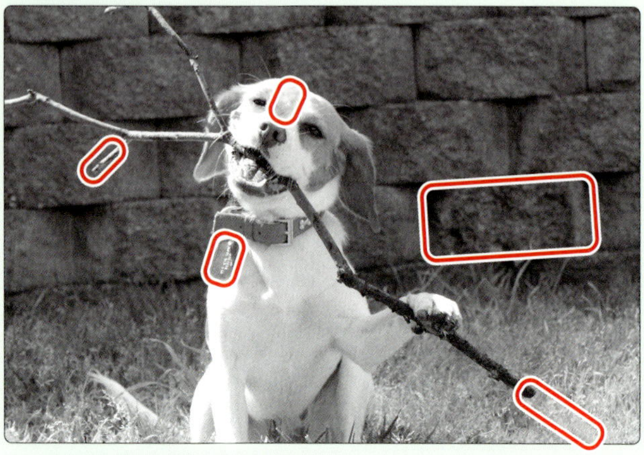

❺おやおや犬（P9）

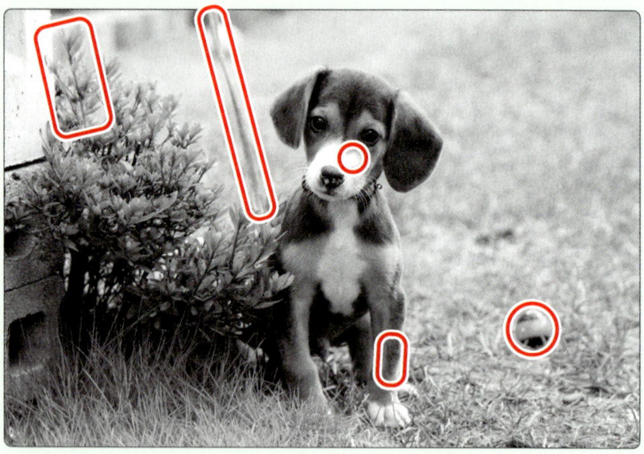

❻ほほ笑ましい犬（P10）

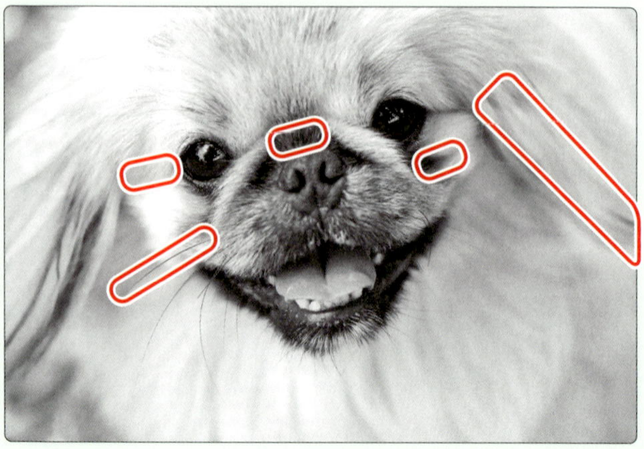

❼どっちかな犬（P11）

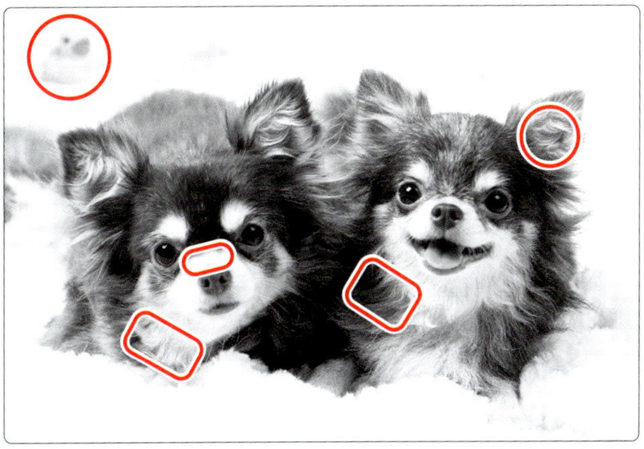

❽モアイ犬（P12）

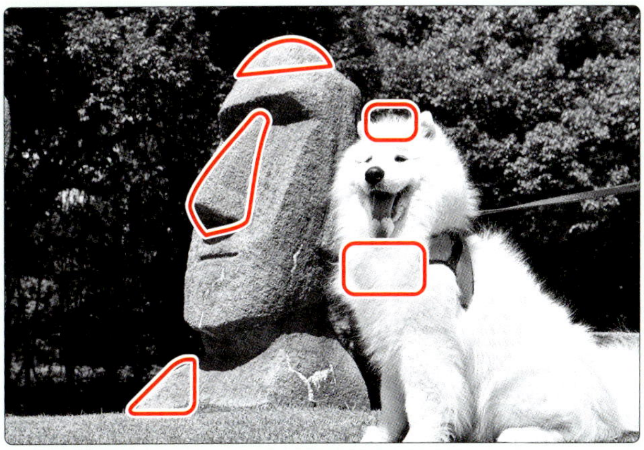

❾貫禄犬（P13）

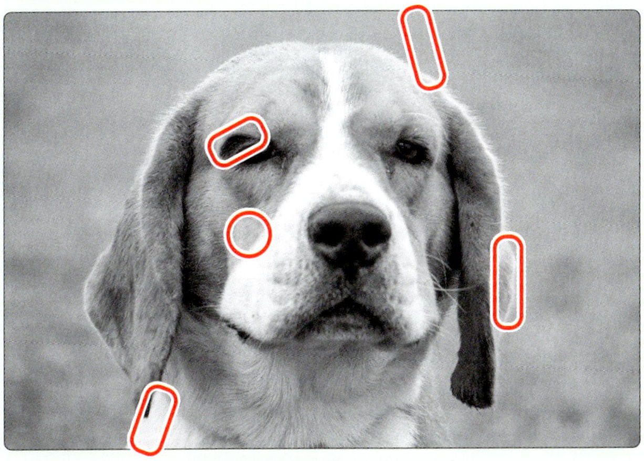

❿見ちゃった犬（P14）

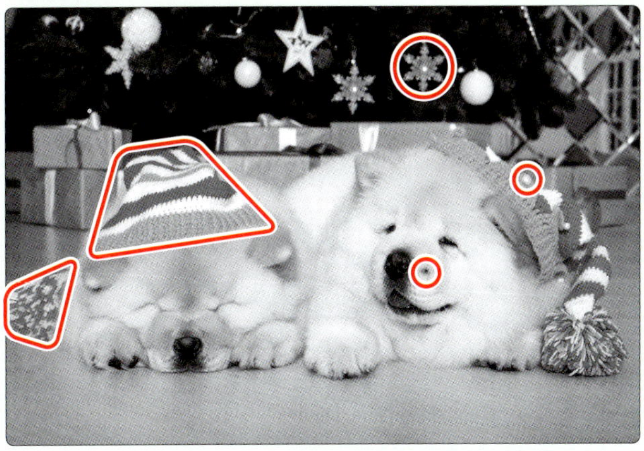

⓫王道の犬（P15）

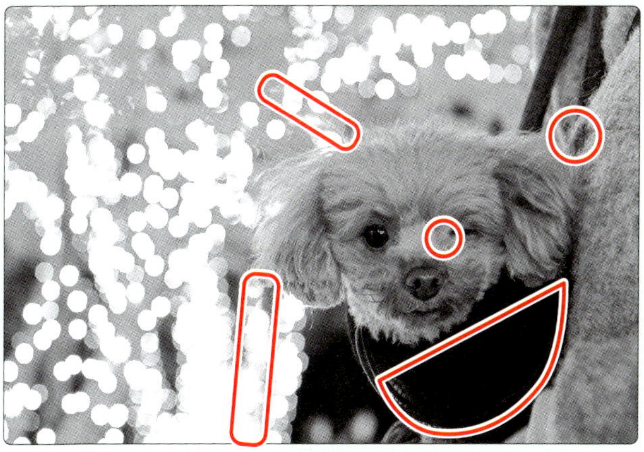

⓬ねぇねぇ犬（P16）

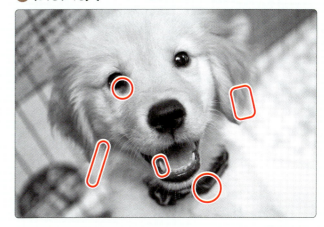

⓭定時で帰る犬（P17）

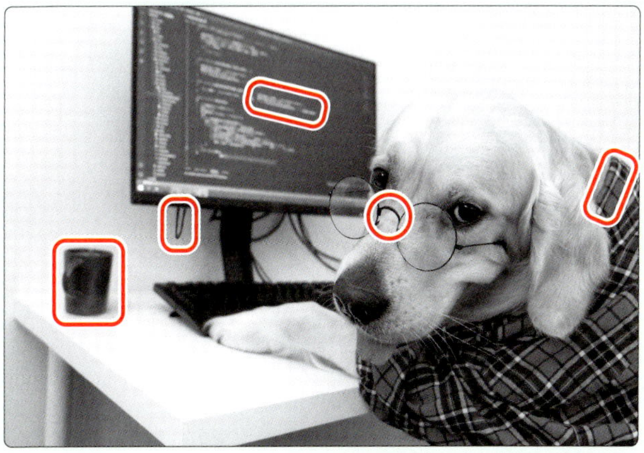

⓮気になり犬（P18）

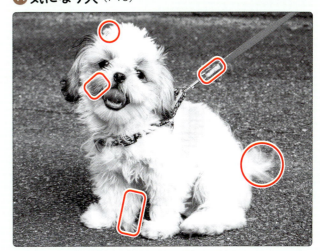

⑮ついに犬（P19）

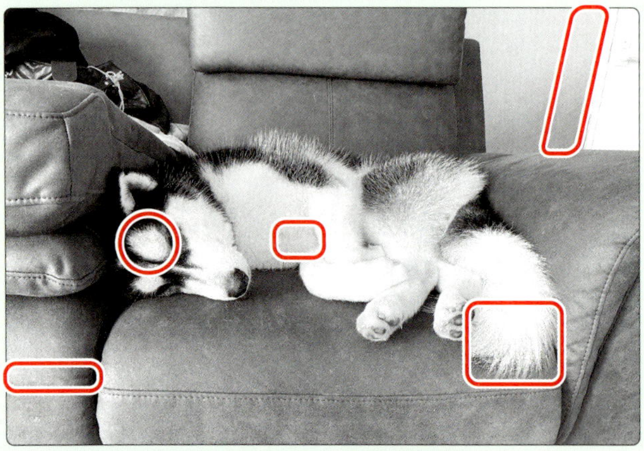

⑯そっちがいい犬（P20）

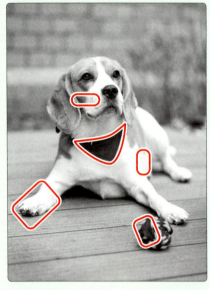

⑰証明写真犬（P21）

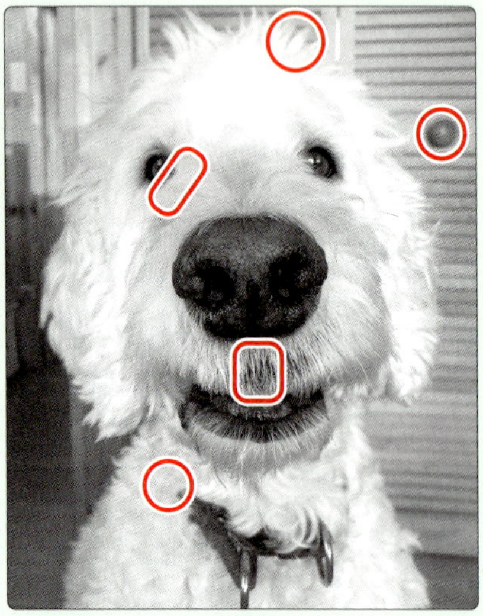

⑱ハクション犬（P22）

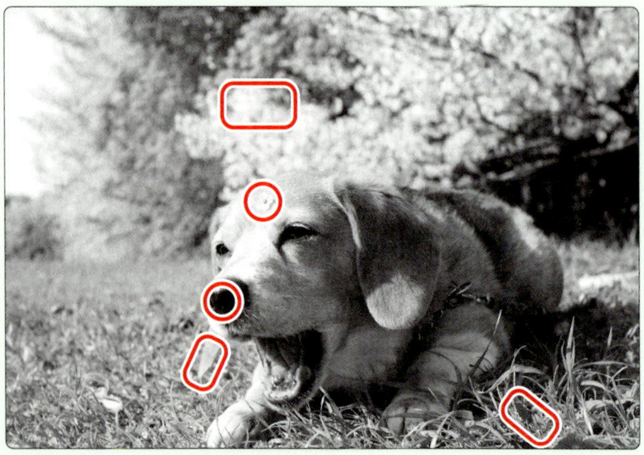

⑲足音聞こえた犬（P23）

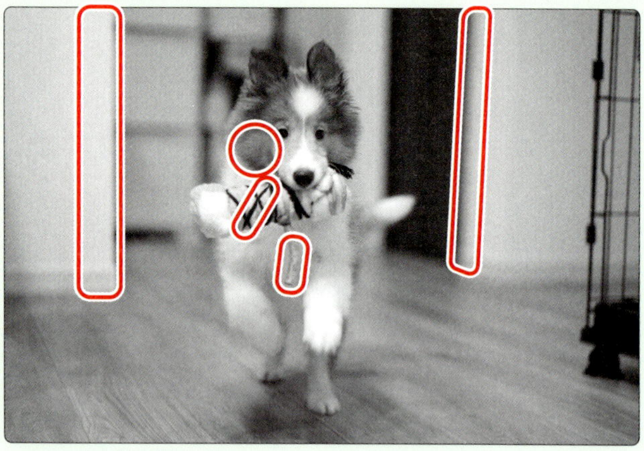

⑳最高の犬（P24）

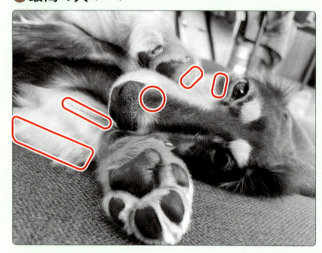

㉑気づいた犬（P25）

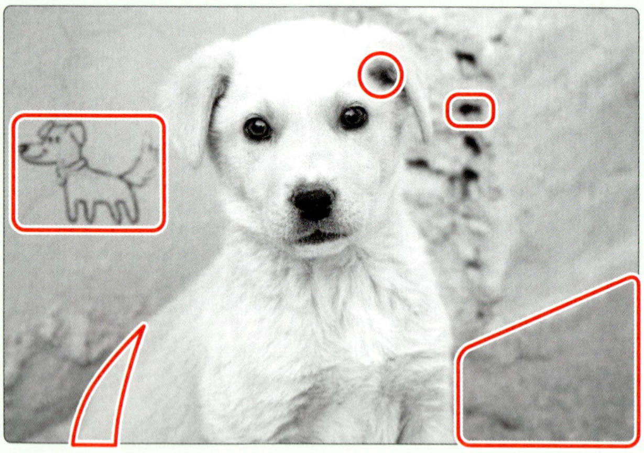

㉒女将三姉妹犬（P26）

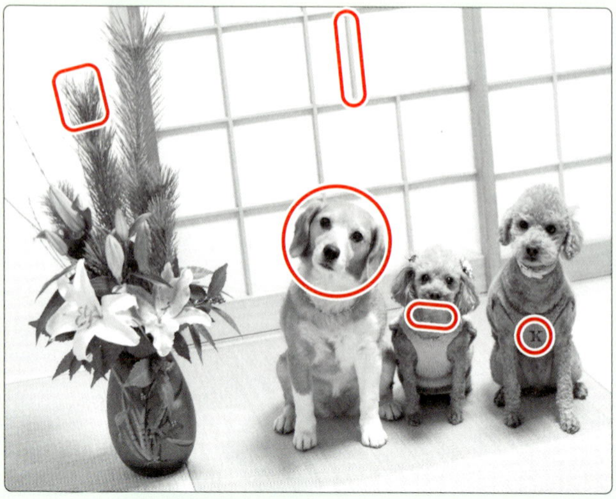

㉓植物育成犬（P27）

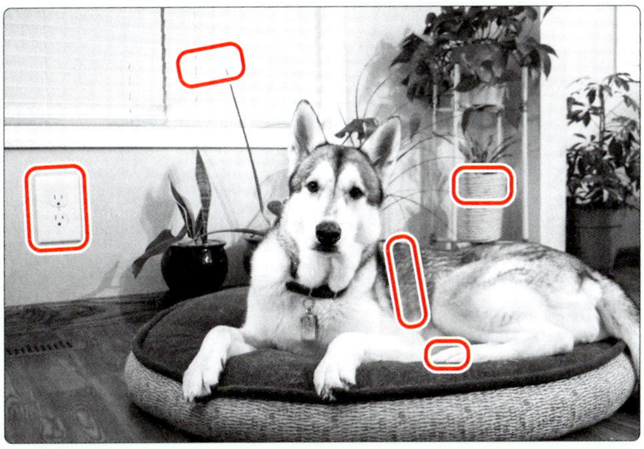

㉔着席犬（P28）

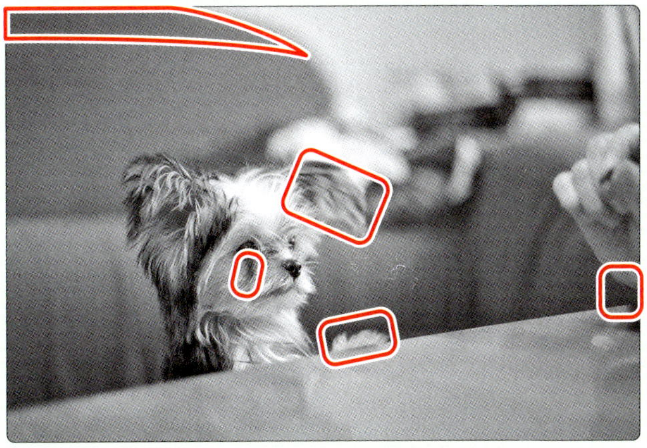

㉕ゴルフのキャディさん犬（P29）

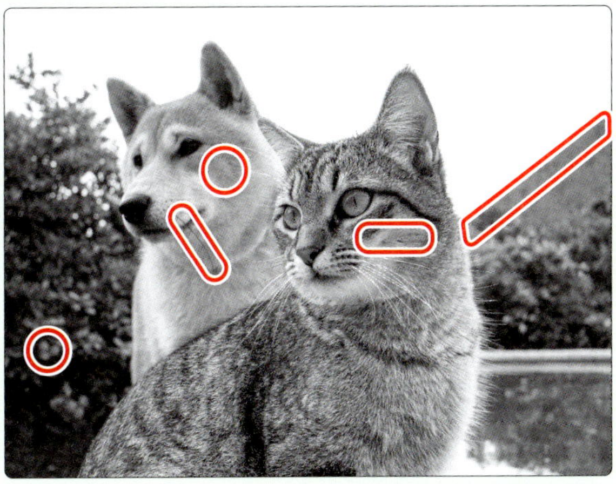

㉖わんぱく犬（P30）

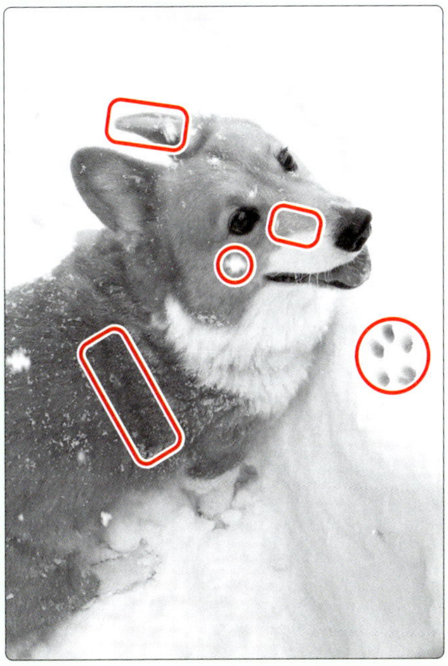

㉗オカン犬（P31）

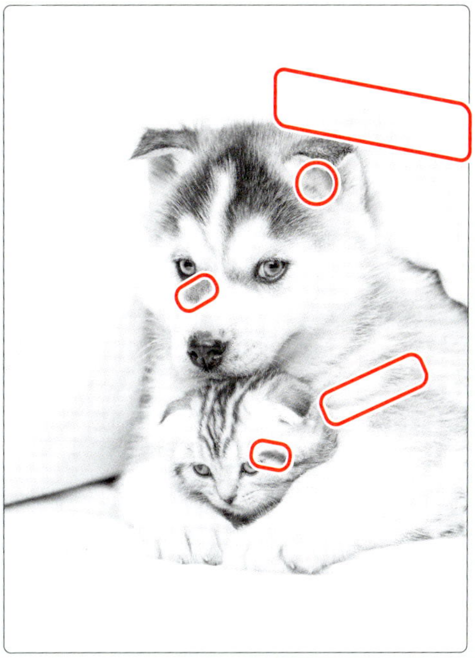

㉘ご近所犬（P32）

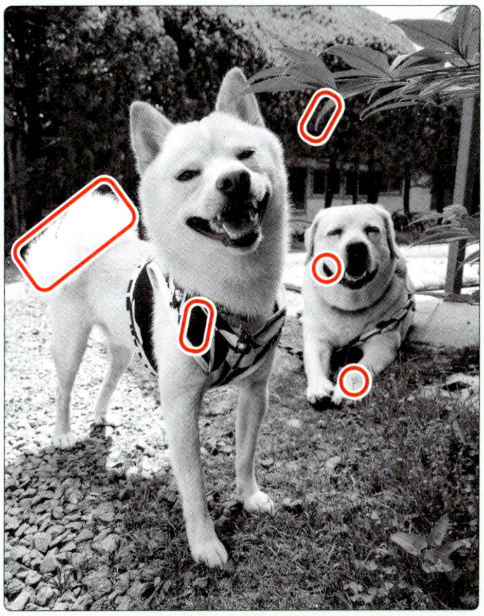

㉙エヘヘ犬（P33）

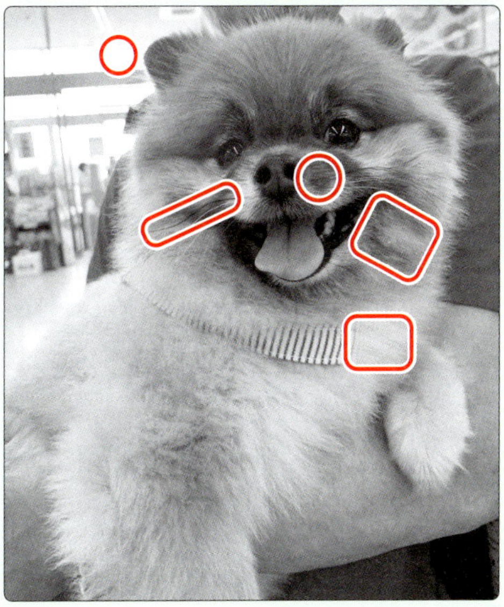

30 誕生日うれしい犬（P33）

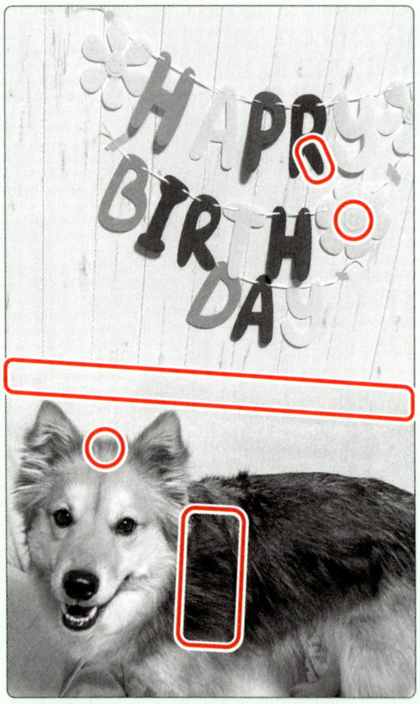

31 お留守番まえ犬（P34）

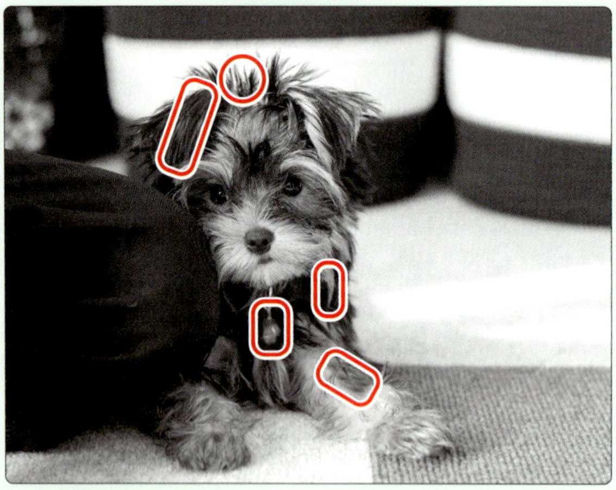

32 わかる母犬（P35）

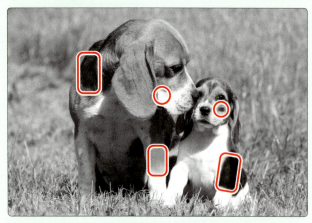

33 親睦犬（P36）

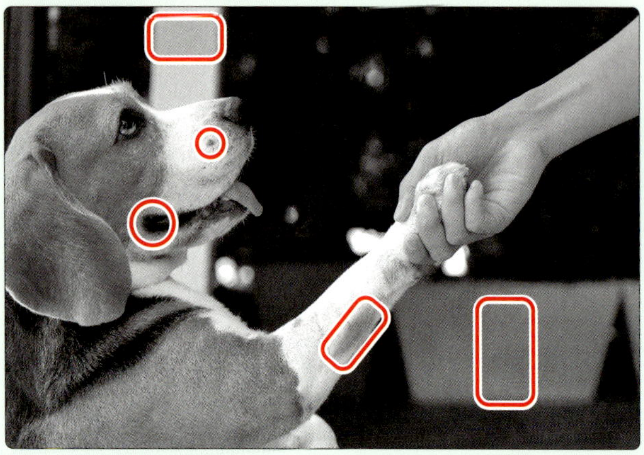

34 ヒミツの犬（P37）

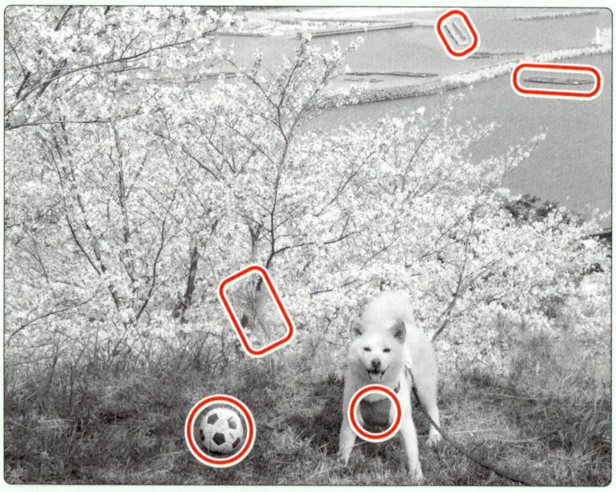

35 どうすれば犬（P38）

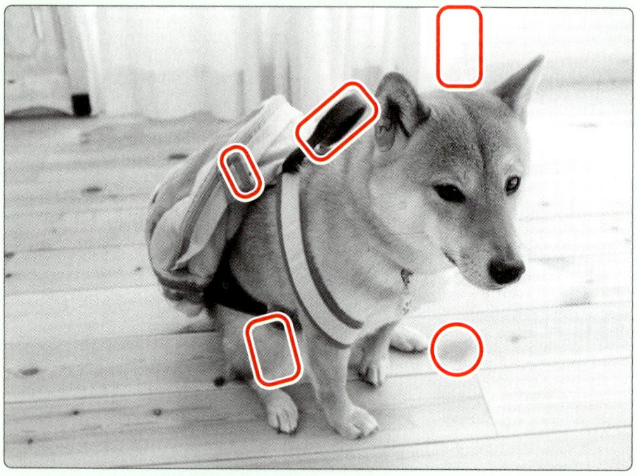

36 哀れむ犬（P39）

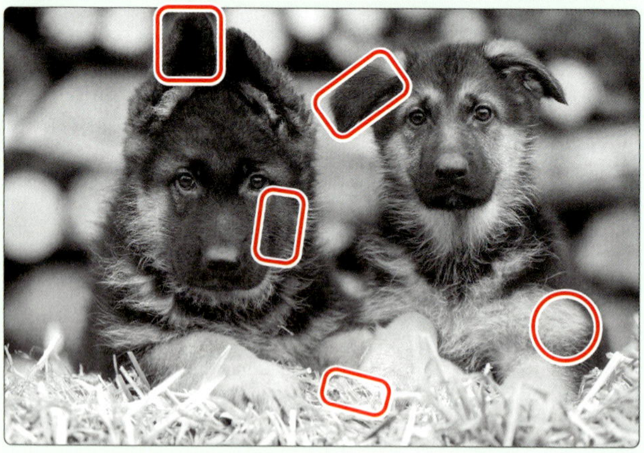

37 忍び足犬（P40）

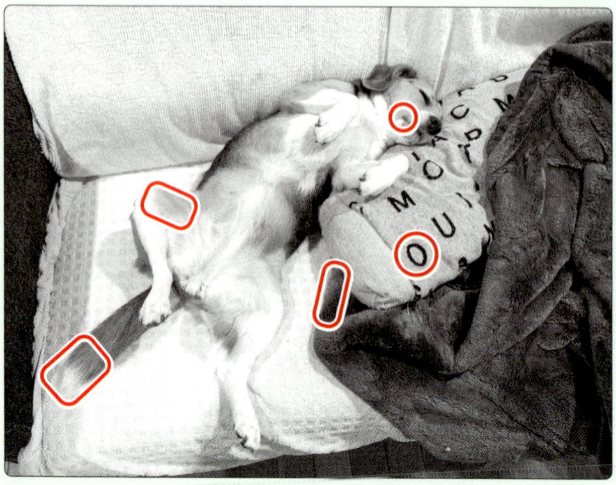

38 圧倒される犬（P41）

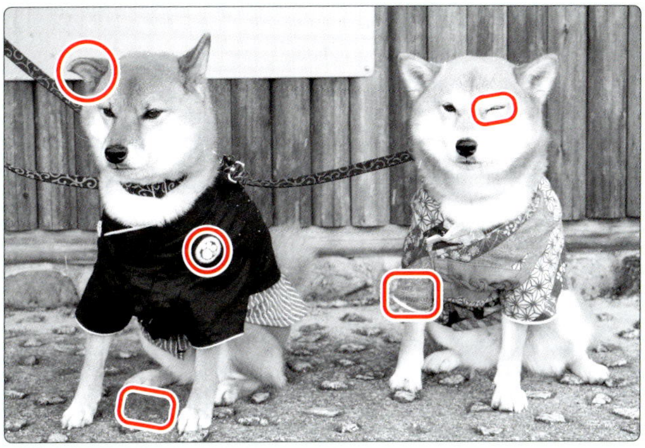

39 その話10回目犬（P42）

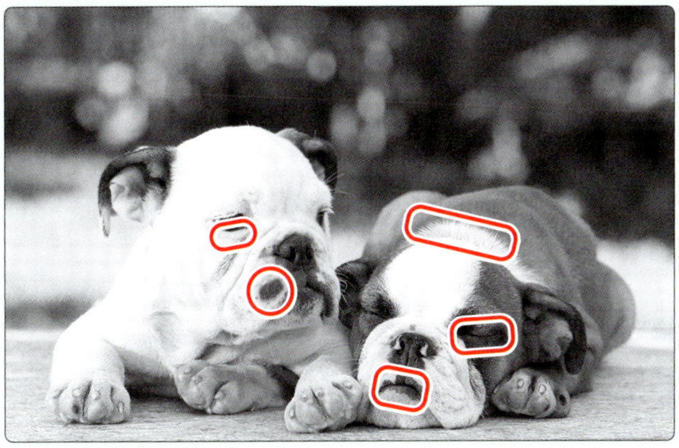

40 まるで家主犬（P43）

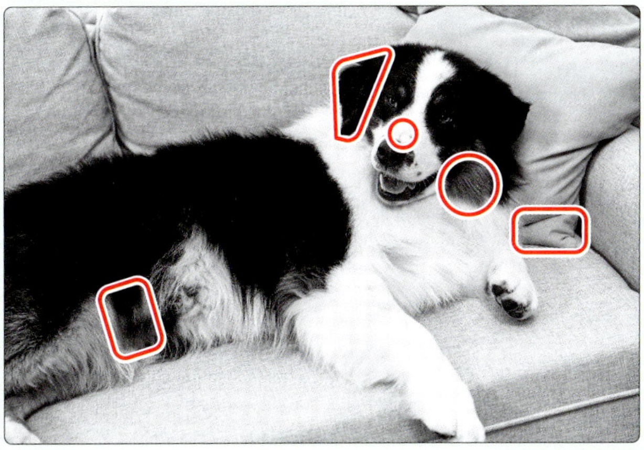

41 そそくさ犬（P44）

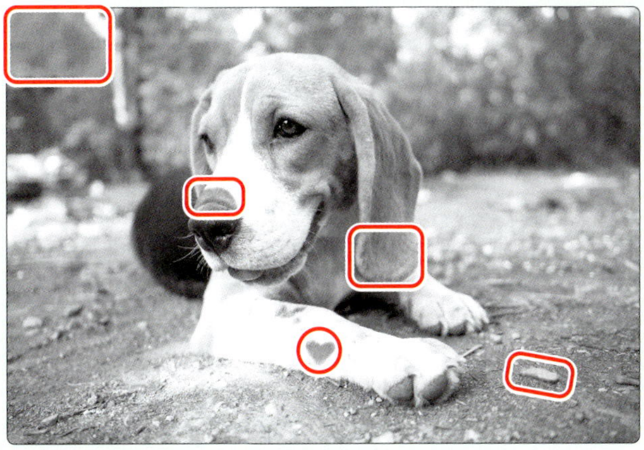

42 満面の笑顔犬（P45）

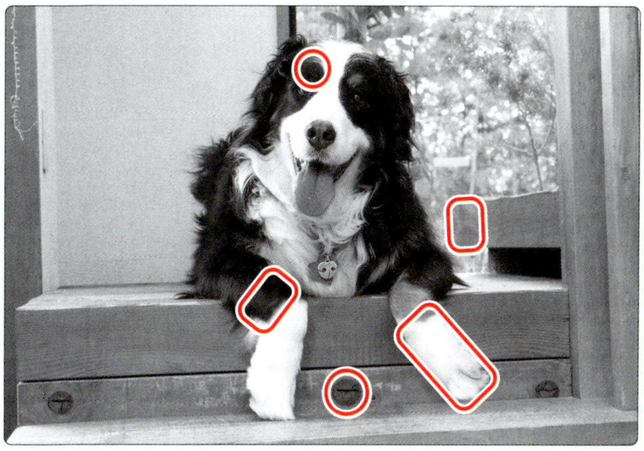

43 森林浴犬（P46）

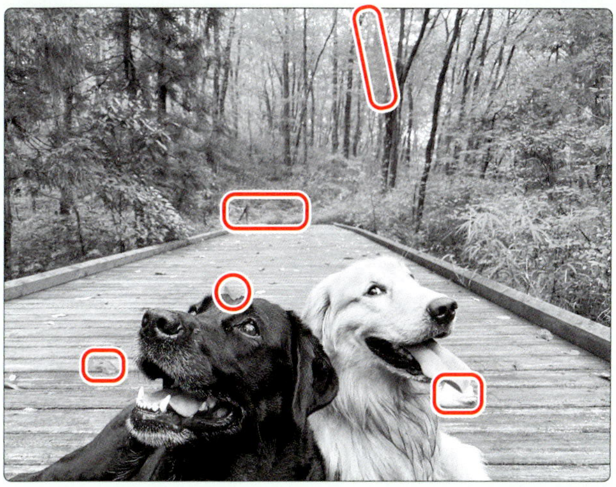

44 そよそよ犬（P47）

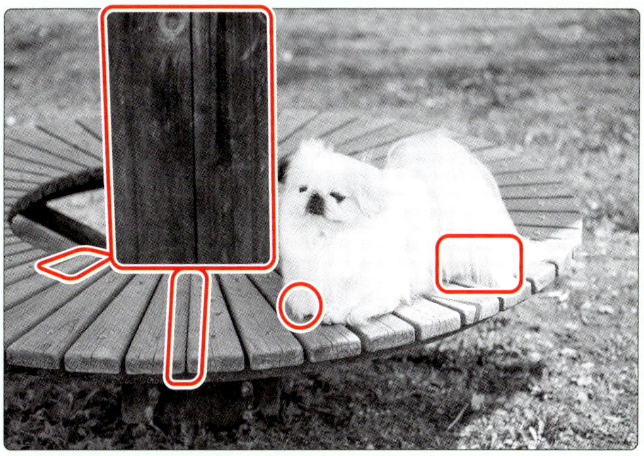

45 夏の思い出犬（P48）

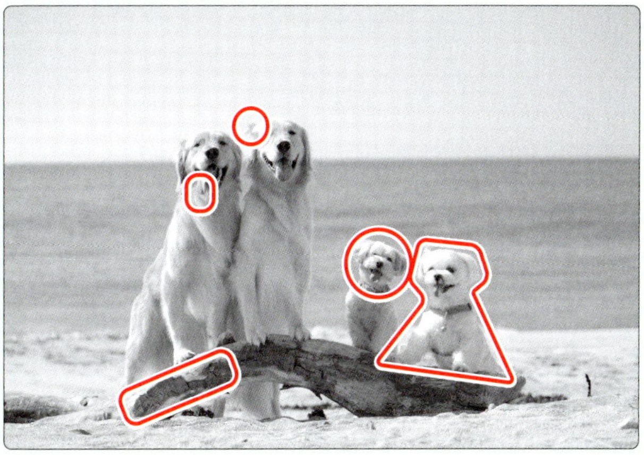

㊻おっちょこちょい犬（P49）

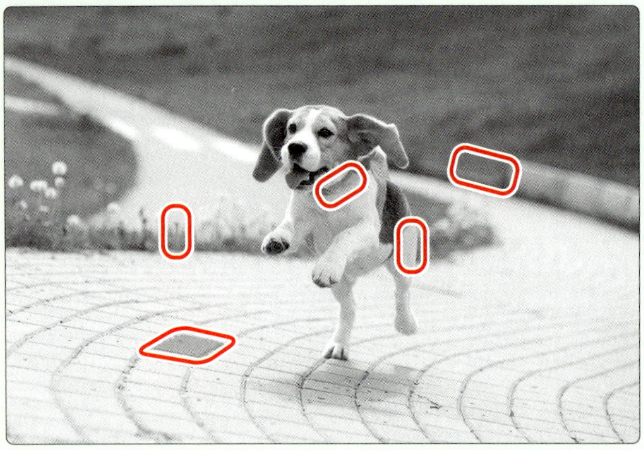

㊼オトナの犬（P50）

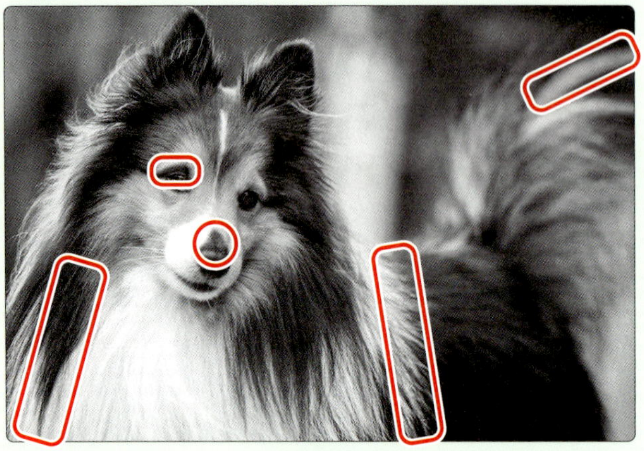

㊽ボクシングトレーナー犬（P51）

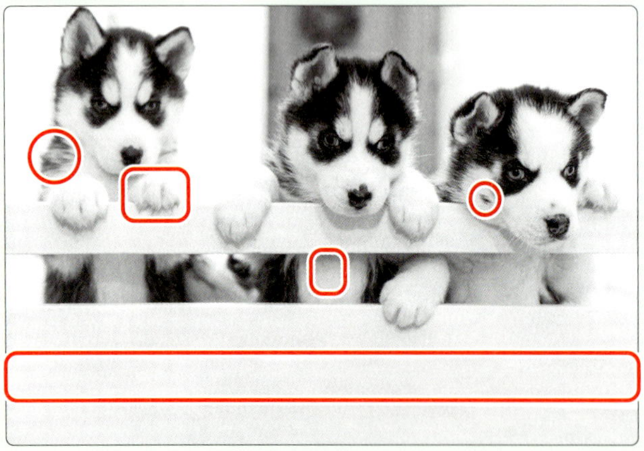

㊾朝の占いチェック犬（P52）

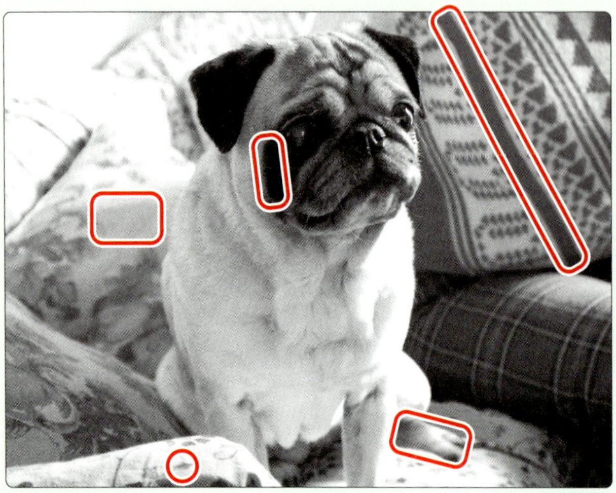

㊿かっこつけ犬（P53）

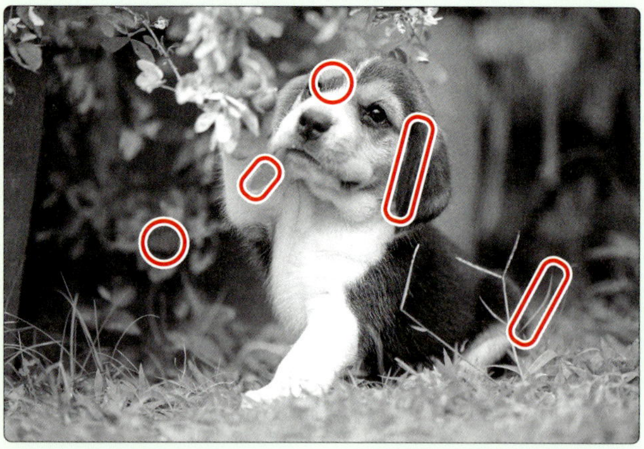

51 力加減違う犬（P54）

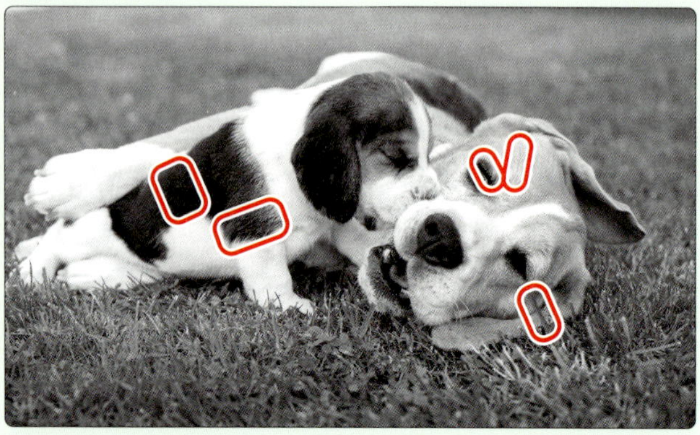

52 エッホエッホ犬（P55）

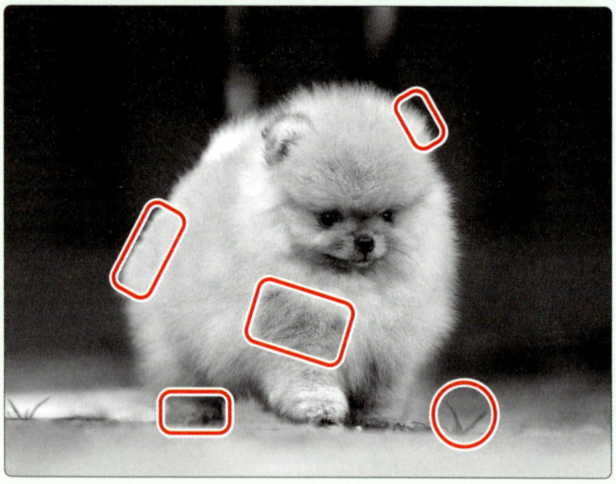

53 イースター犬（P56）

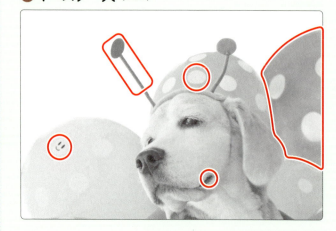

54 山の休憩所犬（P57）

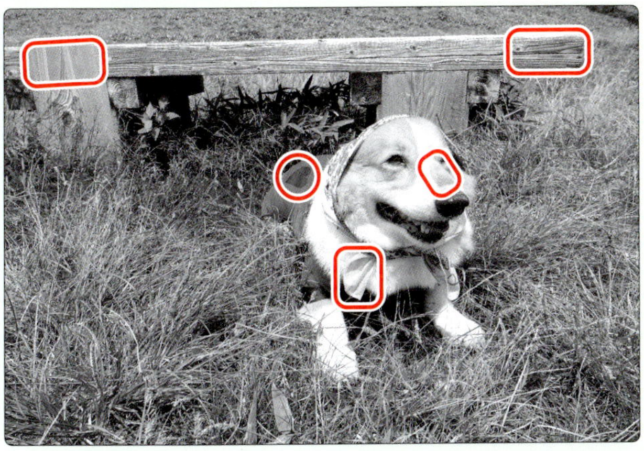

55 テンション上がる犬（P58）

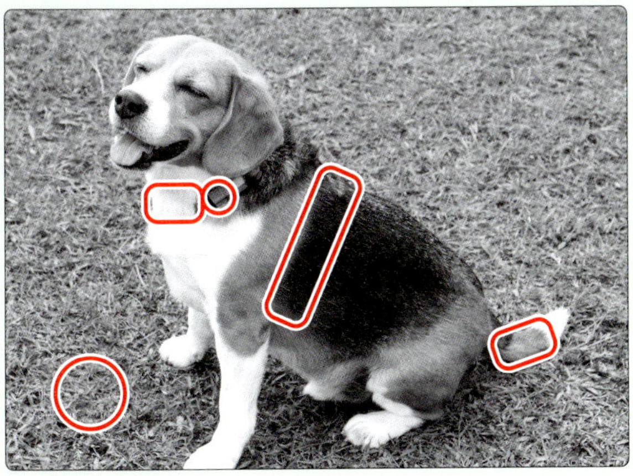

56 綿あめ犬（P59）

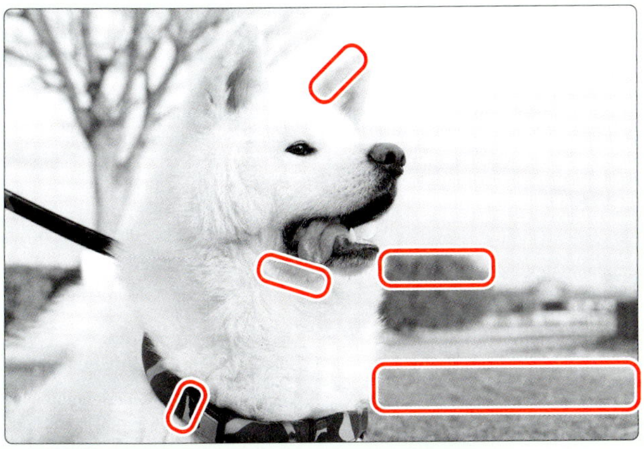

57 誤解だよ犬（P60）

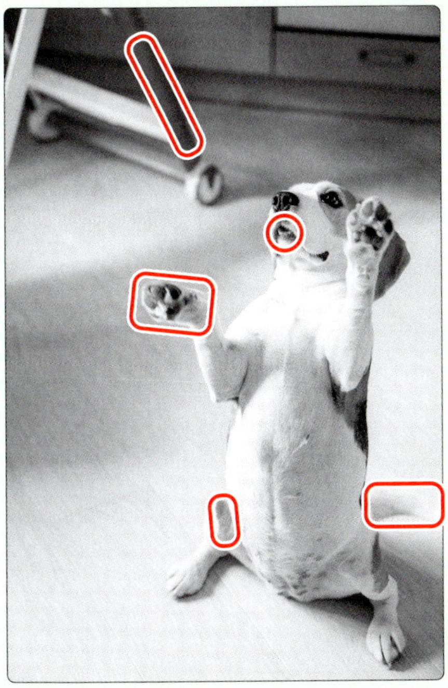

58 整体犬（P61）

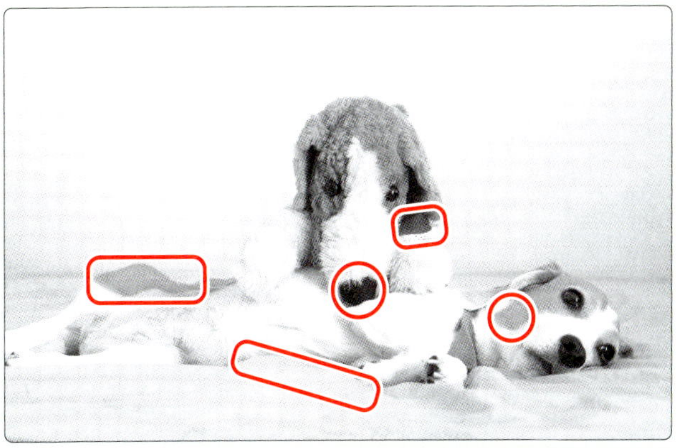

59 ラブラブ犬（P62）

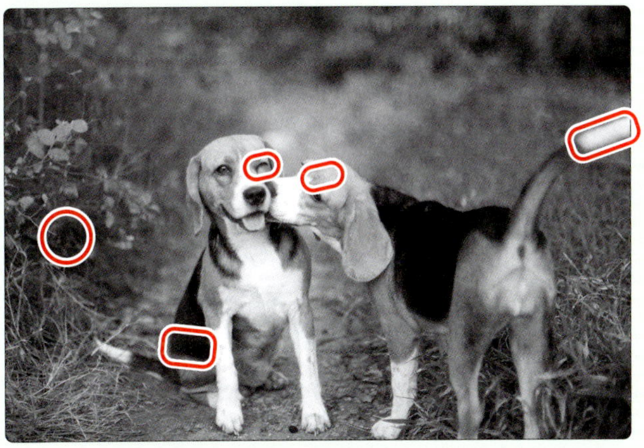

60 いちゃいちゃ犬（P63）

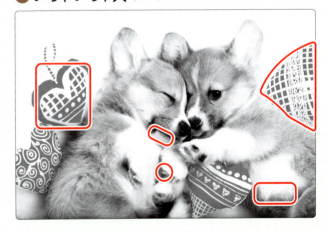

カバーの解答

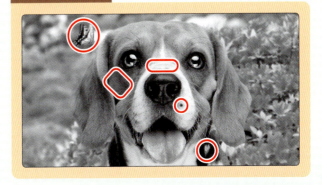

毎日脳活スペシャル

1分《ワン!ミニット》見るだけ!

記憶脳 瞬間強化

いぬのまちがいさがし

ビーグル祭りの巻

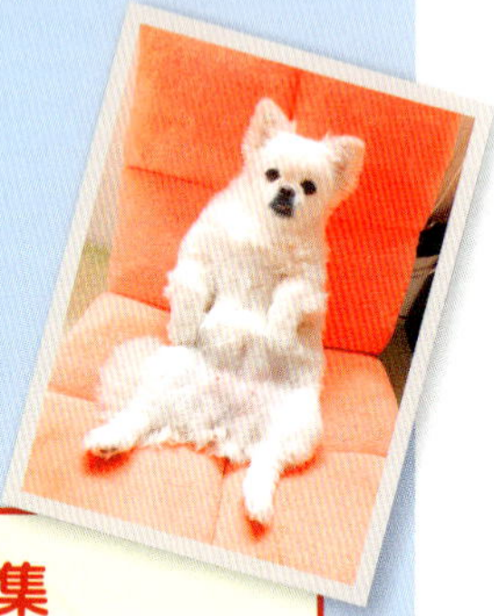

いぬの写真を大募集

『毎日脳活』編集部では、みなさまがお持ちの「いぬの魅力が伝わるかわいい写真」を大募集しています。お送りいただいた写真の中からよいものを選定し、本シリーズの「まちがいさがし」の題材として採用いたします。採用写真をお送りくださった方には薄謝を差し上げます。

送り先 inu@wks.jp

※応募は電子メールに限ります。

※お名前・年齢・ご住所・電話番号・メールアドレス・いぬの名前・いぬの性別を明記のうえ、タイトルに「いぬの写真」と記してお送りください。

※なお、写真は、第三者の著作権・肖像権などいかなる権利も侵害しない電子データに限ります。

※写真のデータサイズが小さい、画像が粗い、画像が暗いなどの理由で掲載できない場合がございます。

ご応募をお待ちしております。

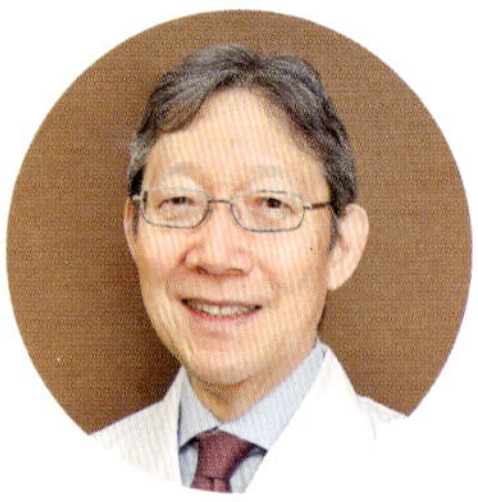

監修

杏林大学名誉教授・医学博士

古賀良彦（こが よしひこ）

慶應義塾大学医学部卒業。杏林大学医学部精神神経科学教室主任教授を経て現職。

専門分野は精神障害の精神生理学的研究ならびに香りや食品が脳機能に与える効果の脳機能画像および脳波分析による研究。ぬり絵や折り紙、間違い探し、ゲームなどによる脳機能活性化についても造詣が深い。

編集人	飯塚晃敏
編集	株式会社わかさ出版　原 涼夏　谷村明彦
装丁	遠藤康子
本文デザイン	ベルノ
問題作成	プランニングコンテンツ・プラスワン　飛倉啓司 スタジオリベロ
漫画	前田達彦
写真協力	Adobe Stock PIXTA
発行人	山本周嗣
発行所	株式会社 文響社 ホームページ　https://bunkyosha.com メール　info@bunkyosha.com
印刷	株式会社 光邦
製本	古宮製本株式会社

この本に関するご意見・ご感想をお寄せいただく場合は、
郵送またはメール（info@bunkyosha.com）にてお送りください。